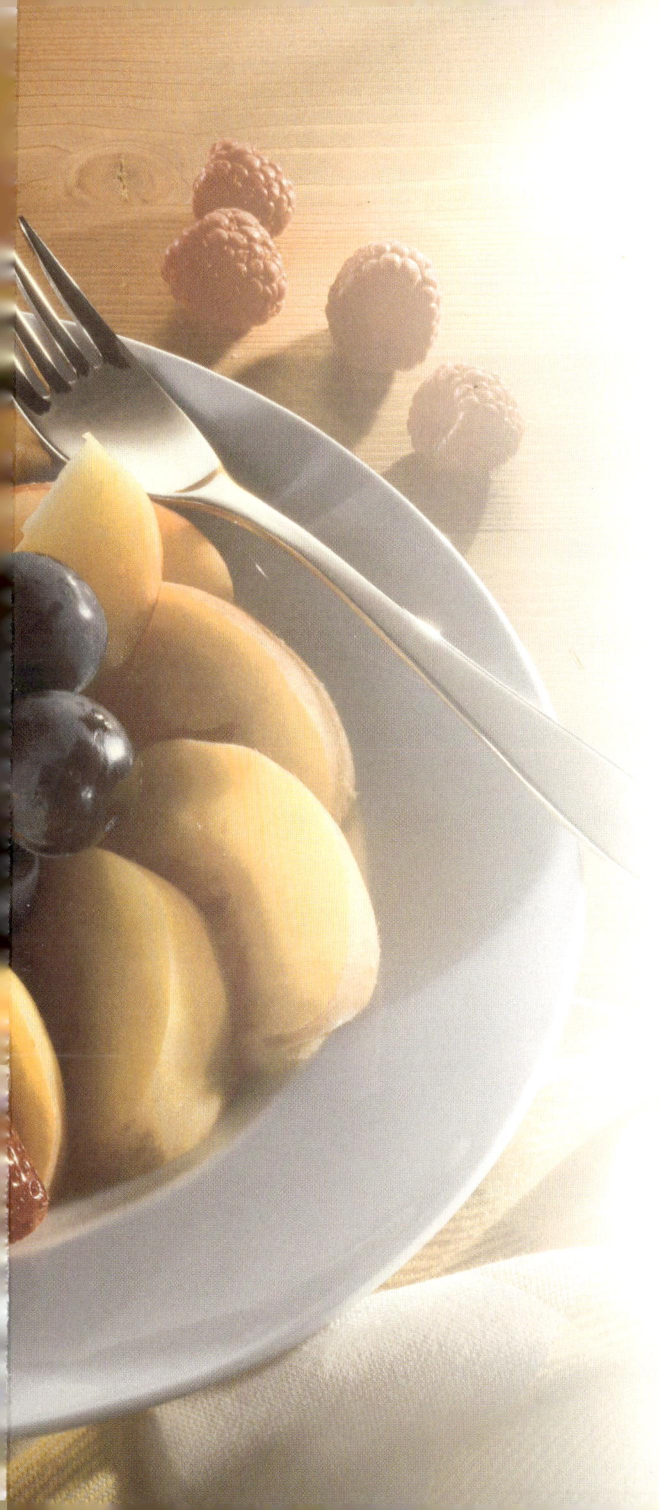

FALKEN

Monika Cremer · Silvia Faller

Gesunde Kinderernährung

Der richtige Start ins Leben

Im FALKEN Verlag sind zahlreiche Titel zu den Themen Gesundheit und Ernährung erschienen.
Sie sind überall dort erhältlich, wo es Bücher gibt.

Sie finden uns im Internet: www.falken.de

Der Text dieses Buches entspricht den Regeln der neuen deutschen Rechtschreibung.

Dieses Buch wurde auf chlorfrei gebleichtem und säurefreiem Papier gedruckt.

ISBN 3 8068 5548 X

© 2002 by FALKEN Verlag in der Verlagsgruppe FALKEN/Mosaik, einem Unternehmen der Verlagsgruppe Random House GmbH, 81673 München
Die Verwertung der Texte und Bilder, auch auszugsweise, ist ohne Zustimmung des Verlags urheberrechtswidrig und strafbar. Dies gilt auch für Vervielfältigungen, Übersetzungen, Mikroverfilmung und für die Verarbeitung mit elektronischen Systemen.

Umschlaggestaltung: Design Team, München
Koordination: Martina Müller
Redaktion: Daniela Weise, München
Herstellung: Wilhelm Gnadl, Bad Aibling/Elke Cramer
Fotos Innenteil: Photodisc: 89; FALKEN Archiv: alle übrigen
Illustrationen: Eva Wagendristel, Berlin
Satz: Buch-Werkstatt GmbH, Bad Aibling
Druck: GGP Media, Pößneck

Die Ratschläge in diesem Buch sind von den Autorinnen und vom Verlag sorgfältig erwogen und geprüft, dennoch kann eine Garantie nicht übernommen werden. Eine Haftung der Autorinnen bzw. des Verlags und seiner Beauftragten für Personen-, Sach- und Vermögensschäden ist ausgeschlossen.

817 2635 4453 6271

Inhalt

Was Kinder wirklich brauchen 6
   Das Ziel: Familienessen 6
   Mangel im Überfluss 9
   Im Dschungel der Empfehlungen 11
   Kinder-Lebensmittel 14
   Unser persönlicher Ernährungsweg 16

Richtig essen – Erziehungssache? 18
   Vorlieben und Abneigungen 18
   Essen hält Leib und Seele zusammen 20
   Vorbilder und eigene Erfahrungen 22
   Immer das Gleiche oder täglich was anderes 28
   Essen lernen am Familientisch 30

Die Auswahl macht's 35
   Wie viel wovon? 35
   Trinken, trinken und nochmals trinken 37
   Brot, Müsli, Reis & Nudeln zu jeder Mahlzeit 41
   Gemüse und Obst – fünfmal am Tag 45
   Milch – eine stetige Begleiterin 49
   Fleisch, Fisch und Ei – ab und zu dabei 53
   Süßes und Fettes – Genuss mit Maß 56

Vom Lebensmittel zur Mahlzeit 60
   Ess-Alltag 60
   Essen am Vormittag 64

Die Brotmahlzeit – mittags oder abends 67
Etwas Warmes – das muss sein 70
Essen am Nachmittag 76
Kinder helfen mit 79
Essen im Kindergarten 81

Praxis spezial 84
Mein Kind ist zu dick! Was tun? 84
Falls Ihr Kind zu dick ist, oder damit es gar nicht erst so weit kommt: Hier gibt's Orientierungspunkte und gezielte Maßnahmen

Ernährungs-Check 86
So erkennen Sie mit einem einfachen Test, ob die Richtung bei der Ernährung Ihres Kindes stimmt

Umgang mit Kinder-Lebensmitteln 88
Verbote nützen nichts – diese Tipps helfen Ihnen im Alltag

Spiele mit Geschmack 89
Geschmacksprobe: Natürliche Aromen schmecken lernen

Optimales Familienessen 91
Grundsätze: Einfach und praktikabel

Mit Süßigkeiten richtig umgehen 93
Ganz ohne geht es nicht – bewusst naschen ist das Motto

Streik beim Essen! Was tun? 95
Behutsam gegensteuern – hier steht wie

Augenmaß statt Waage 98
*Die richtigen Mengen ohne Nährwerttabelle
und Waage*

Kinder in der Küche 100
Kinder möchten mithelfen. Das können sie auch!

Ideen für Gemüse und Fisch 102
Rezepte

Adressen 106
*Anschriften von Institutionen, die weitere
Informationen liefern*

Literatur 108
Kommentierte Buchtipps und Broschüren zum Weiterlesen

Register 110
Die wichtigsten Stichworte auf einen Blick

Was Kinder wirklich brauchen

Das Ziel: Familienessen

Fläschchen ade Kinder am Ende des ersten Lebensjahres aus Bechern mit Trinkhilfe trinken und mit den Fingern, dem Löffel und der Gabel essen lassen.

Am Anfang brauchen Kinder tatsächlich noch etwas Besonderes: Muttermilch oder Säuglingsmilchnahrungen, nach etwa einem halben Jahr ergänzt durch Breimahlzeiten. Doch bereits gegen Ende des ersten Lebensjahres wird die spezielle Nahrung zum Auslaufmodell – Familienernährung beginnt. Alle essen die gleichen Speisen.

Weg von Flasche und Brei

Zwischen dem zehnten und zwölften Lebensmonat beginnen Sie, die Milch- und Breimahlzeiten Ihres Kindes durch gemeinsame Haupt- und Zwischenmahlzeiten in der Familie zu ersetzen. Das geht natürlich nicht von heute auf morgen, sondern nur allmählich. Trotzdem sollten Sie den Abschied von Babyflasche und Brei nicht zu lange hinauszögern. Sonst kann es passieren, dass die Bereitschaft Ihres Kindes, feste Nahrung zu kauen, mit der Zeit immer geringer wird. Irgendwann gibt es dann bei jeder Mahlzeit heftiges Theater. Ständiges Saugen schadet zudem der Entwicklung von Kiefern und Zähnen.

Schluss mit Kindermenüs

Noch besser – fangen Sie erst gar nicht damit an! Fertigmenüs für Kinder jenseits des ersten Lebensjahres sind nicht notwendig. Sie verzögern den Übergang zur normalen Kost und erschweren damit nur die Umstellung. Der einzige Vorteil: Sie sind fix zubereitet. Wenn es schnell gehen muss, können Sie aber auch ein paar Nudeln mit Tiefkühlerbsen und etwas Butter servieren. Das wird den Bedürfnissen Ihres Kindes mehr gerecht als klein gehackte Spaghetti mit viel zu viel Sauce aus dem Glas. Bei solchen Menüs kann das Verhältnis von Nudeln, Kartoffeln, Gemüse und Sauce nicht stimmen, sie können reich an Salz und Zucker sein und tragen nicht gerade positiv zur Entwicklung des Geschmacksempfindens bei.

Individuelle Entwicklung beachten

Die meisten Kinder um den zehnten Lebensmonat haben genügend Zähne, um auch festere Lebensmittel kauen zu können. Das sollten Sie unbedingt fördern. Aber es gibt auch Kinder, die mit dem Zahnen „im Rückstand" sind. Ihnen wird die Nahrung noch entsprechend zerkleinert. Sie sollen trotzdem schon neue Lebensmittel kennen lernen, um ihren Geschmackshorizont zu erweitern. Hartes wie zum Beispiel Nüsse sind jedoch noch tabu, da sie beim Verschlucken in die Luftröhre gelangen können.

Am Ende des ersten Lebensjahres verträgt ein Kind bereits fast alles. Natürlich kann es entwicklungsbedingte Unterschiede geben. Deshalb sollten Sie stark Blähendes wie Bohnen, Kohl oder Hülsenfrüchte zunächst in kleinen Mengen ausprobieren. Fett-

Sparsam Würzen!
Kindermahlzeiten nur schwach salzen und auf keinen Fall mit Pfeffer, Paprika- oder Chilipulver scharf abschmecken.

reiche Speisen sind schwer verdaulich. Verzichten Sie daher auf allzu Fettiges, das kommt der ganzen Familie zugute.

Keine Pillen für gesunde Kinder

Wenn Kinder ausreichend frisches Obst und Gemüse, Vollkornbrot oder Vollkornflocken, Milch, Fleisch und Fisch essen, brauchen sie keine zusätzlichen Vitamine und Mineralstoffe in Pulver- oder Tablettenform. Auch Multivitaminsäfte oder andere mit Vitaminen und Mineralstoffen angereicherte Lebensmittel wie Frühstücksflocken, Joghurts, Milchgetränke usw. sind nicht nötig.

Kleine Leute – grosse Ansprüche

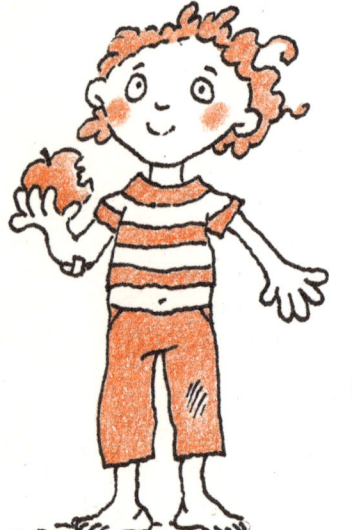

Wussten Sie, dass ein quirliges Kleinkind sich mehr körperlich bewegt als ein Durchschnitts-Erwachsener? Und auch das Gehirn ist mindestens ebenso aktiv wie das von Mutter und Vater. Zudem muss der Körper des Kindes noch eine ganze Menge an Substanz aufbauen. Solche enormen Leistungen muss kein Erwachsener mehr erbringen. Die besonderen Anforderungen schlagen sich im Nährstoffbedarf nieder. Kinder brauchen, relativ gesehen, viel mehr Nährstoffe als ein erwachsener Mensch und auch mehr Energie pro Kilogramm Gewicht. Es sind also kleine Leute mit ganz großen Ansprüchen in Sachen Ernährung.

Gesunde Kinder – gesunde Erwachsene

Eine optimale Ernährung im Kindesalter und das Erlernen einer richtigen Ernährungsweise sind zwei wichtige Grundsteine für die Erhaltung der Gesundheit bis ins hohe Alter. Wer zum Beispiel als Kind und Jugendlicher viel Milch trinkt, stärkt damit Knochen und Zähne auch für die späteren Lebensjahre. Wer fettarm und nicht übermäßig isst, bewahrt sich vor Übergewicht und seinen unangenehmen Folgen im Erwachsenenalter. Wer ausreichend Seefisch isst und Jodsalz verwendet, bietet seiner Schilddrüse beste Arbeitsbedingungen. Diese und viele andere Faktoren tragen dazu bei, dass aus gesund ernährten Kindern später gesunde Erwachsene werden können.

Gesund essen – lange leben
Der Mensch hat heute eine höhere Lebenserwartung, das heißt, sein Körper muss länger funktionstüchtig bleiben. Eine gesunderhaltende Ernährung rüstet ihn dafür.

Mangel im Überfluss

Herz-Kreislauf-Erkrankungen, Diabetes, Gicht und andere Zivilisationskrankheiten sind bei uns inzwischen weit verbreitet. Übergewicht auf der einen Seite und der Mangel an wichtigen Nährstoffen auf der anderen sind in den meisten Fällen der Beginn des Übels.

Frühe Fehler
Einseitige Ernährung greift unsere Gesundheit an. Ansätze zur Fehlernährung finden sich immer häufiger schon im Kindesalter.

Sind unsere Kinder falsch ernährt?

Untersuchungen belegen, dass die meisten Kinder – ebenso wie viele Erwachsene – ein Übermaß an Fett, Zucker, Salz und Eiweiß zu sich nehmen. Gleichzeitig ist ihre Versorgung mit Kalzium, Jod, Ballaststoffen, einigen Vitaminen und Flüssigkeit oft unzureichend. Sie essen also im Allgemeinen zu viel und sind doch mangelhaft ernährt. Wie kann das sein?

Die Situation ist einfach zu erklären: Die Mengenverteilung ist nicht in Ordnung. Diese Kinder essen von manchen Lebensmitteln – wie zum Beispiel Weißbrot, Nuss-Nougat-Creme, Kinderquark, Pizza, Pommes frites, fetter Wurst, Kuchen, Schokoriegeln oder Eis – zu viel, und von anderen – wie zum Beispiel Milch, Vollkornbrot, frischem Gemüse und Obst – zu wenig. Und sie trinken zu wenig.

Negative Vorbilder
Leider finden wir das Missverhältnis bei der Lebensmittelauswahl auch bei vielen Erwachsenen.

Da bleiben die Folgen nicht aus

Bluthochdruck und Arteriosklerose waren einmal typische Krankheiten für ältere Menschen. Dem ist nicht mehr so. Untersuchungen zeigen, dass bereits Schulkinder und Jugendliche erhöhte Blutfettwerte und Cholesterinspiegel haben und an Bluthochdruck leiden. Aus Amerika ist zu hören, dass es eine ganze Reihe von Kindern gibt, bei denen erste Anzeichen von krankhafter Arterienverengung festzustellen ist. Und das ist erst der Anfang. Im Laufe des Lebens manifestieren sich Folgeerkrankungen, die Lebensqualität wird eingeschränkt und die Lebenserwartung eventuell verkürzt.

Schließlich ist da noch die Sache mit der Karies: Auch hier werden die Patienten immer jünger. „Was soll's", werden sich manche denken. „Die zweiten Zähne sind eine zweite Chance." Wenn Ernährung und Pflege von Anfang an nicht stimmen, ist auch diese bald vertan.

Frisches Obst – für übergewichtige Kinder genau das Richtige

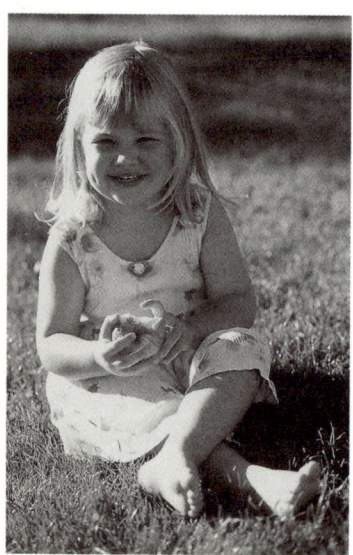

Dick und rund – na und?

Schon acht bis zwölf Prozent aller Schulanfänger bringen zu viel auf die Waage. Bei den Erwachsenen sind es dreimal so viel. Man kann nur davor warnen, das Dicksein bei Kindern auf die leichte Schulter zu nehmen. Denn je mehr überflüssige Pfunde ein Kind mit sich herumträgt, desto weniger widerstandsfähig ist es. Die Anfälligkeit für Krankheiten allgemein und die bereits genannten Zivilisationskrankheiten nehmen zu. Schließlich werden Knochenbau und Bewegungsapparat stark belastet. Es kann zu vorzeitigem Verschleiß kommen. Den Schaden an der Kinderseele vermag keiner zu messen. Dicke Kinder müssen ihr Gewicht unbedingt wieder loswerden, sonst tragen sie ihre Pfunde mit ins Erwachsenenalter. Und dann wird es noch schwieriger.

Warum werden Kinder zu dick? Falsche Lebensmittelauswahl und zu wenig Bewegung in Kombination mit genetischer Veranlagung sind die Hauptursachen für die Entstehung von Übergewicht.

Das Gewicht beurteilen

Kinder wachsen ungleichmäßig, das heißt mal in die Breite und mal in die Länge. Darum ist der erste Babyspeck auch kein Grund zur Besorgnis. Wenn ein Kind dann laufen kann, streckt es sich zum ersten Mal. Aber schon ab dem zweiten Lebensjahr legt es wieder ein paar Polster an. Etwa mit fünf Jahren macht es dann einen richtigen Schub. Eltern sollten das Gewicht ihres Kindes nach Augenschein beurteilen. Wenn die Fettpolster an Bauch und Po, Armen und Beinen und im Nacken gar nicht so recht schmelzen wollen, das Kind sich nicht gut bewegen kann und schnell aus der Puste kommt, sollten sie einen Fachmann fragen. Schließlich kann nur der Kinderarzt beurteilen, ob ein Kind wirklich zu dick ist. Gut, wenn er es über Jahre kennt. Gehen Sie also regelmäßig zu den Vorsorgeuntersuchungen. Der Arzt trägt Körpergröße und Gewicht in entsprechende Tabellen ein und hat so die Möglichkeit, die individuelle Entwicklung zu beobachten.

In Praxis spezial auf Seite 84 finden Sie Tipps und Hinweise zu ersten Maßnahmen bei Übergewicht.

Im Dschungel der Empfehlungen

So manche Eltern haben sich im Labyrinth der Ernährungsempfehlungen verirrt und suchen fieberhaft nach dem richtigen Weg für ihr Kind. Vielleicht ergeht es Ihnen ähnlich. In dieser Zeitschrift haben Sie etwas über gesunde Ernährung gelesen, in jener

In Praxis spezial auf Seite 108 erfahren Sie, wo Sie die Broschüre vom Forschungsinstitut für Kinderernährung (FKE) „Empfehlungen für die Ernährung von Kindern und Jugendlichen" bestellen.

finden Sie das genaue Gegenteil geschrieben. Das schafft ein Gefühl völliger Verunsicherung.

Allgemeine Richtwerte

Es gibt Richtlinien für den Nährstoffbedarf von Kindern, wie sie zum Beispiel die Deutsche Gesellschaft für Ernährung (DGE) herausgibt. Sie sind abstrakte Zahlenwerke – für den Gebrauch durch Fachleute und nicht für die tägliche Praxis am Herd bestimmt. Es wäre wirklich kompliziert, wenn Eltern ausgehend vom Kalziumbedarf ihres Sprösslings täglich die entsprechende Menge Milch und Käse errechnen müssten. Diese Arbeit erledigen Fachkräfte und wissenschaftliche Einrichtungen wie das Forschungsinstitut für Kinderernährung (FKE) in Dortmund. Sie ermitteln unter Berücksichtigung aktueller Bedarfswerte die entsprechenden Mengen einzelner Lebensmittel. Die Empfehlungen in diesem Buch stützen sich auf die vom FKE entwickelte so genannte „Optimierte Mischkost". Sie berücksichtigt die Ernährungsbedürfnisse des Kindes für Wachstum, Entwicklung und Gesundheit.

Rechnen entfällt

Sie können Taschenrechner und Nährwerttabelle also getrost beiseite legen. Denn die helfen Ihnen beim Zusammenstellen Ihres Speiseplans nicht weiter. Sie wissen, dass Ihr Kind viele verschiedene Nährstoffe benötigt. Wie viel davon im Einzelnen braucht Sie nicht unbedingt zu interessieren. In unseren Lebensmitteln sind alle diese Nährstoffe unterschiedlich stark vertreten. In der Milch steckt besonders viel Kalzium, aber auch Fett, Milchzucker und Vitamine. Vollkornbrot hat vor allem Stärke und Ballaststoffe zu bieten, und Obst Vitamine und Mineralstoffe. So trägt jedes Lebensmittel seinen Teil zur optimalen Nährstoffversorgung bei. Alles was Sie jetzt noch wissen müssen ist, wie Sie die Lebensmittel richtig kombinieren. Das heißt: Wie viel wovon? Die Antwort darauf gibt es ab Seite 35.

Jedes Kind is(s)t anders

Haben Sie auch schon mal darüber nachgedacht, warum der Spielkamerad Ihrer Tochter mehr isst, obwohl die beiden doch fast gleich alt sind? Und waren Sie dann besorgt, dass Ihre Tochter vielleicht nicht ausreichend ernährt ist? Nun, wenn sie wächst, gesund und munter ist und ihr Kinderarzt sich zufrieden zeigt, gibt es keinen Grund zur Besorgnis. Denn der Nährstoffbedarf Ihres Kindes ist seine ganz individuelle Größe. Alle Ernährungsrichtlinien sind Durchschnittswerte. Sie dienen nur der Orientierung und treffen nicht exakt auf jedes Kind zu. Es fängt schon damit an, ob Ihr Kind ein Mädchen oder ein Junge ist. Einfluss auf seinen Nährstoffbedarf hat auch, welche Erbanlagen Sie ihm mitgegeben haben, welches Temperament es hat, ob es sich viel oder wenig bewegt und ob es sich eher schnell oder etwas langsamer entwickelt.

Die Versorgung beurteilen

In Kapitel drei (ab Seite 35) erfahren Sie, von welchen Lebensmitteln Ihr Kind welche Mengen essen sollte. Vergleichen Sie die Angaben mit dem, was Ihr Kind zu sich nimmt. Dann werden Sie

Mehr oder weniger! Ein sehr aktives Kind kann gegenüber einem sehr ruhigen Altersgenossen bis zu 30 Prozent mehr Energie verbrauchen. Und entsprechend unterschiedlich sind auch die Teller gefüllt.

sehen, ob Sie auf dem richtigen Weg sind. Tolerieren Sie kleine Abweichungen. Denn kein Tag ist wie der andere. Üben Sie auf keinen Fall Druck auf Ihr Kind aus, falls es mal das eine oder andere gar nicht oder einfach nur wenig essen mag. Die Tendenz muss stimmen.

Es gibt noch ein zweites Beurteilungskriterium. Nehmen Sie Ihr Kind in Augenschein: Ist es gesund, munter und lebensfroh, wächst und gedeiht es stetig? Wenn ja, dann machen Sie sich keine Sorgen. Wenn nicht, gehen Sie zum Kinderarzt. Er wird zusammen mit Ihnen die Lage einschätzen und Ihnen entsprechend raten.

> In **Praxis spezial** auf Seite 86 finden Sie einen Ernährungscheck, den Sie gemeinsam mit Ihrem Kind ausfüllen können.

Kinder-Lebensmittel

Kinderjoghurt, Kinderquark, Kindermilch, Kinderflakes, Kinderschnitte, Kinderriegel, Kindermenü, Kinderpizza, Kinderkäse, Kinderwurst, Kinderlimo, Kinderkekse, Kinderschokolade, Kindervitamindrops ... Die Lebensmittelindustrie wirft immer neue Produkte speziell für Kinder auf den Markt. Die Kids sind begeistert: Witzige Werbung, bunte Aufmachung, aktuelle Comic-Figuren, allerlei zum Spielen und Sammeln. Die Eltern sind hin und her gerissen: Preiswert sind sie nicht gerade, aber wenn diese Nahrungsmittel doch angeblich gut sind für Kinder? Ernährungsexperten sind sich einig: Wenn Kinder das Richtige zu essen bekommen, sind sie auch ohne solche Lebensmittel bestens versorgt. Spezielle Fertigprodukte für Kinder sind jenseits des ersten Lebensjahres nicht notwendig.

> **Lieber Essen wie Mama und Papa!** Wer sein Kind häufig mit speziellen Produkten für Kinder „abspeist", grenzt es vom gemeinsamen Familienessen aus. Das steht einer gesunden Ess-Erziehung entgegen.

Ganz schön süss

Abgesehen davon, dass ein Großteil dieser Lebensmittel ohnehin als Süßigkeiten oder Gebäck einzustufen ist, sind auch die übrigen häufig supersüß. Kinderjoghurt zum Beispiel enthält oft mehr Zucker als herkömmliche Sorten. Und von der „Süße aus der Frucht" kann dabei gar keine Rede sein, denn Früchte sind meist nur in Spuren enthalten. Kinder-Milchzubereitungen sind reichlich gesüßt, ebenso wie spezielle Kindergetränke. Letztere enthalten oft auch noch Süßstoffe, und davon sollten Kinder lieber nicht so viel bekommen. Im Übrigen bringt die Extraportion Honig oder Traubenzucker keine Vorteile. Es scheint, als würde allein der Zucker manchen Lebensmitteln das Prädikat „kindgerecht" verleihen.

Kleinkinder-Milchnahrungen
Sie sind unsinnig und haben gegenüber Kuhmilch keinen Vorteil. Manche enthalten sogar weniger Kalzium, dafür aber Zucker, Aromen, Getreidemehle und andere Zusätze.

Ganz schön fettig

Fertiggerichte, Käse- und Wurstzubereitungen, Gebäck und Knabbereien speziell für Kinder enthalten genauso viel Fett wie die „normalen" Produkte im Supermarktregal. Und so manches Kinder-Milchprodukt ist auf der Basis von Frischkäse zubereitet – das macht unterm Strich sechs bis neun Prozent Fettanteil. Da kann selbst ein Naturjoghurt mit rund 3,8 Prozent Fett nicht mithalten.

Ganz schön weich und fad

Viele Produkte für Kinder bieten wenig zum Beißen. Gerade pikante Fertigmenüs lassen sich geradezu widerstandslos hinunterschlucken – ohne zu kauen. Der oft hohe Sauceanteil überdeckt zudem alles. Geruch und Geschmack sind einheitlich und eintönig. Der Originalgeschmack einzelner Zutaten ist unauffindbar.

Ganz schön bunt

Mit Farbstoffen, Geschmacksverstärkern, Aromen, Emulgatoren, Konservierungsmitteln und anderen Zusatzstoffen wird bei der Zubereitung mancher Kinder-Lebensmittel nicht gegeizt. Der kindliche Organismus sollte mit solchen Stoffen aber möglichst wenig belastet werden.

Ganz schön verwirrend

Kalzium im Fruchtsaft? Eisen in der Milch? Vitamin C in Frühstücksflocken? Verkehrte Lebensmittelwelt! Die Technologie macht es möglich. Die Natur steht als Verliererin daneben, wenn Saft mit Kalzium und Bonbons mit Vitamin C angereichert werden. So verliert zum Beispiel die Bedeutung der Milch für den Knochenaufbau oder die Rolle von frischem Gemüse und Obst als Schnupfengegner an Kontur. Zu einer sinnvollen Ernährungs-Erziehung gehört aber auch, dass die Bedeutung einzelner Lebensmittelgruppen klar gegeneinander abgegrenzt werden kann. Bei vielen Kinderlebensmitteln ist das nicht möglich.

In Praxis spezial auf Seite 88 finden Sie Tipps zum Umgang mit speziellen Lebensmitteln für Kinder.

Unser persönlicher Ernährungsweg

Wir sind Ökotrophologinnen. Als Mütter setzen wir täglich wissenschaftlich fundierte Vorgaben in die Praxis um. Gemeinsam mit unseren Kindern liegen zehn Jahre Essalltag hinter uns. Hinzu kommen unsere Erfahrungen aus der Elternberatung. Die Empfehlungen, die Sie auf den folgenden Seiten finden, sind das Resultat dieser Arbeit.

Unsere Ziele

Unser Anspruch an eine ausreichende Versorgung unserer Kinder ist hoch. Sie sollen gesund und fit bleiben. Richtig und lecker zu essen soll ihnen in Fleisch und Blut übergehen. Aber sie sollen auch Spaß am Essen haben, sollen neugierig und aufgeschlossen gegenüber Unbekanntem sein. So kann sich ihr Geschmackshorizont entfalten – auch über unseren Tellerrand hinaus.

Den richtigen Kurs halten

In Bezug auf die Ernährung unserer Kinder sind wir in keine Richtung extrem und trotzdem entschlossen, einen bestimmten Weg zu gehen. Wir sind für alle ihre Wünsche und Meckereien offen und halten trotzdem Grenzen ein. Wir essen zum Beispiel Fleisch und Eier – aber wenig. Milch und Fisch halten wir für unentbehrlich. Obst und Gemüse gibt es bei uns in rauen Mengen. Die Saison, sprich das Angebot unseres Bio-Gärtners, bestimmt den Speiseplan. Es gibt auch Süßes – aber nicht zu viel. Niemand geht aus dem Haus, ohne gefrühstückt zu haben, und jeder findet ein zweites Frühstück in Kindergartentasche oder Schulranzen. Eine Mahlzeit ist immer ein Familientreffen – mal mit, mal ohne Papa.

So finden Sie Ihren Weg!
Wenn Sie das Buch gelesen haben, greifen Sie die für Sie wichtigen Aspekte auf und entwickeln Sie daraus Ihren persönlichen Familien-Esskurs. Ändern Sie nicht alles auf einmal!

Richtig essen – Erziehungssache?

Vorlieben und Abneigungen

Essen und Trinken spielen vom ersten Tag an eine große Rolle in unserem Leben. Wir wählen aus, bestimmen den Zeitpunkt des Essens, die Zubereitung, die Menge und so weiter. Die Art und Weise, wie wir essen, wirkt sich auf unser Wohlbefinden und unsere Gesundheit, kurz, unser ganzes Leben aus – ein Grund, warum Eltern auf das Essverhalten ihrer Sprösslinge Einfluss nehmen wollen.

Doch wie bringt man Kinder dazu, das Richtige zu essen und zu trinken? In welchem Maße ist Ess-Erziehung überhaupt möglich, wo stößt sie an ihre Grenzen? Lassen sich Vorlieben für und Abneigungen gegen bestimmte Nahrungsmittel von außen beeinflussen?

Das liegt in den Genen

Lust auf Süsses
Bereits vor der ersten Brust- oder Flaschennahrung zeigen Neugeborene bei Kontakt mit Süßem die charakteristische zufriedene Mimik.

Auch wenn man noch keine speziellen Gene dafür nachgewiesen hat, spricht doch vieles für eine genetische Verankerung bestimmter Nahrungspräferenzen.

Das betrifft zum Beispiel die Vorliebe für Süßes. Zahlreiche Untersuchungen weisen darauf hin, dass uns der Hang zum Süßen mit in die Wiege gelegt ist. Entwicklungsgeschichtlich ist dies auch äußerst sinnvoll, denn „süß" bedeutete für unsere Vorfahren Genießbares und schnell verfügbare Energie. Süßes war in Zeiten der Nahrungsknappheit ein Überlebensvorteil und daher immer willkommen. Für eine genetische Veranlagung spricht

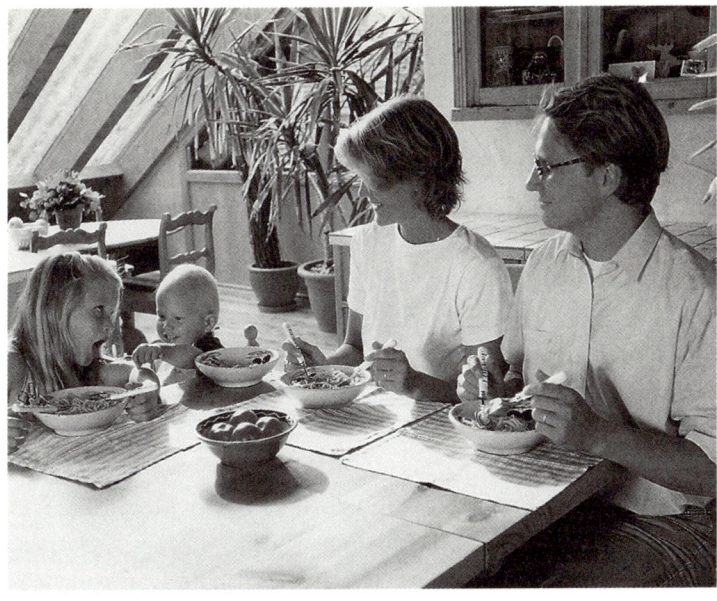

Fördern Sie das Essverhalten Ihrer Kinder frühzeitig

auch, dass wir den Süßgeschmack so schnell und leicht bevorzugen und dass diese Vorliebe in allen Kulturen zu finden ist.

Neben der Vorliebe für Süßes scheint uns auch diejenige für Salziges angeboren zu sein. Das gilt ebenso für die Ablehnung von bitteren Nahrungsmitteln – auch ein Überlebensvorteil, da Bitteres auf giftige Substanzen hinweisen kann.

Angeboren und doch veränderbar

Vorlieben und Abneigungen sind zum Teil also genetisch bedingt. Dies sagt aber nichts darüber aus, wie stark sie ausgeprägt sein müssen. Das nämlich erlernen wir. Ihre Kinder lieben von Natur aus den Geschmack von Süßem – nur wie süß es sein muss, das ist Lernsache. Nach vielen Geschmackserlebnissen steht für Ihr Kind fest, wann etwas ausreichend süß für es ist. Präsentieren Sie ihm deshalb von Anfang an nicht alles „supersüß".

Andere Länder, andere Vorlieben

Die Umwelt prägt
Der Kulturkreis gibt den Rahmen vor, in dem das Kind seine individuellen Geschmacksvorlieben erlernt.

Am Anfang ist die Auswahl beschränkt, alle Babys trinken Muttermilch beziehungsweise Säuglingsmilch. Doch schon bald ändert sich der Speiseplan und jeder Kulturkreis geht eigene, völlig unterschiedliche Wege. Die Kinder lernen ihre heimische Küche kennen und lieben, die durch das unterschiedliche Angebot an Lebensmitteln und Gewürzen bestimmt wird. Welchen Stellenwert die einzelnen Speisen in den verschiedenen Küchen haben, wie viel davon, wann und wie man sie isst – dies alles wird durch soziale und kulturelle Faktoren festgelegt. Und die geben wir an unsere Kinder weiter.

Anlage mit Entwicklungsmöglichkeiten

Der Geschmacksinn ist wie ein Instrument. Die Möglichkeit, es spielen zu können, liegt in uns. Doch wir müssen es erst erlernen. Dass Ihre Kinder verschiedene Geschmacksrichtungen wahrnehmen können, wird ihnen quasi als Grundausstattung in die Wiege gelegt, ebenso wie bestimmte Anlagen für Vorlieben. Welche Ausprägungen der persönliche Geschmack jedoch annimmt, das kommt von außen.

Essen hält Leib und Seele zusammen

Essen macht Stimmung
Manche Nährstoffe sind Stimmungsmacher. Kohlenhydrate aus Zucker und Stärke zum Beispiel heben die Laune.

Diese Lebensweisheit bringt es auf den Punkt. Essen und Trinken versorgen Körper und Seele gleichermaßen. So kann sich beispielsweise der Geist erst entfalten, wenn körperliche Bedürfnisse wie Hunger und Durst gestillt sind. Eine Mahlzeit kann aber auch der Seele schmeicheln, nämlich dann, wenn geliebte Lebensmittel auf dem Teller liegen und das Umfeld stimmt.

Nicht nur den Hunger stillen

Bereits der Säugling erfährt, dass Essen mehr ist als nur Ernährung. In einem einzigen Akt befriedigt er Hunger und Durst, aber auch das Bedürfnis nach Zuwendung, nach Geborgenheit und Sicherheit. Gefühle sind beim Essen also ab dem ersten Tag mit im Spiel. Aufgabe der Eltern ist es, die verschiedenartigen Bedürfnisse Ihres Kindes wahrzunehmen und sie auf angemessene Weise zu erfüllen. Nicht immer, wenn das Kind weint oder schreit, steckt Hunger dahinter. Es wird mit der Zeit erfahren, dass es Zuwendung auch auf andere Weise als über das Essen und die Mahlzeit erhalten kann.

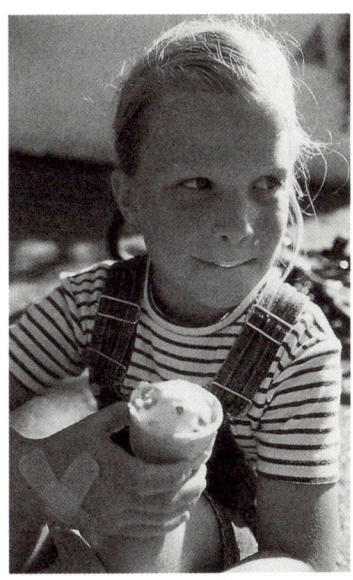

Besser nicht mit Süßigkeiten trösten

Mit Essen trösten

Ein zerschundenes Knie durch den Sturz vom Roller, der Ärger über Spielkameraden, die Enttäuschung, weil das Bastelergebnis nicht so schön geworden ist – all das bleibt Kindern nicht erspart. Sie müssen lernen, damit umzugehen und Frustrationen auszuhalten. Viele Eltern beruhigen und trösten dann nicht nur mit Worten und Streicheleinheiten. Bei ihnen gibt es in solchen Situationen etwas Süßes, etwas „zum Schnuckeln". Da zeigt schon die sprachliche Verwandtschaft mit dem Wort Nuckeln, sprich Saugen, dass das Gefühl der ersten Kindertage zurückkommt.

Kinder brauchen Zuwendung und fordern die ganze Aufmerksamkeit der Eltern. Sie wollen, dass man sich mit ihnen ausein-

Falscher Trost
Wer Kindern zeigt, dass Unwohlsein und Langeweile mit Essen überbrückt werden können, bereitet langfristig Essstörungen den Boden.

andersetzt – je nach Situation und Bedürfnis auf ganz unterschiedliche Weise. Deshalb sollte man ein quengelndes Kind im Kinderwagen nicht einfach mit einem Keks abspeisen. Oft stillen damit die Erwachsenen nämlich nur ihr eigenes Bedürfnis, nach dem Motto: „Hauptsache, es ist Ruhe".

Mit Essen belohnen

Der Lutscher fürs Tisch decken, der Kaugummi fürs Saft holen, der Schokoriegel als Gegenleistung für das Heruntertragen des Mülleimers: Mit Essen werden große und kleine Leistungen belohnt. Das tun wir Großen oft auch. Wir feiern besondere Leistungen, zum Beispiel das Ende der Berufsausbildung. Und ein gutes Essen gehört immer mit dazu. Das sehen Kinder und sie lernen es.

Gemeinsam mit dem Kind dessen Erfolge zu feiern heißt, es wichtig zu nehmen und anzuerkennen. Gegen den gemeinsamen Besuch der Eisdiele als krönenden Abschluss des Schwimmkurses ist nichts einzuwenden. Aber die täglichen süßen Kleinigkeiten als Belohnung oder Anreiz für ungeliebte Aufgaben in der Familie, oder wenn das Kind schön brav ist, sind kein gutes Erziehungsmittel.

Falsche Belohnung
„Wenn du das Gemüse aufisst, bekommst du auch ein Eis" verankert langfristig die Vorliebe für Eis, nicht aber die für Gemüse.

Vorbilder und eigene Erfahrungen

Individuelle Essgewohnheiten, Geschmacksvorlieben sowie -abneigungen werden zum Großteil erlernt. Die Familie, allen voran die Eltern, aber auch Oma, Opa, Tante, die Tagesmutter, Freunde, kleine und große Helden in Büchern und im Fernsehen und natürlich auch die Lebensmittel selbst nehmen Einfluss auf die Geschmacksentwicklung.

Modell Eltern

Für kleine Kinder sind wichtige Bezugspersonen wie Eltern oder Tagesmütter das erste Modell, an dem sie durch bloße Beobachtung lernen können, ob etwas schmeckt oder nicht. Das fängt schon bei den Kleinsten an. Meist lässt die Mimik der Eltern keinen Zweifel daran, dass das, was sie verfüttern, schmeckt.

Aber auch was und wie die Eltern selbst essen, sieht das Kind. Es ahmt ihr Verhalten nach und übernimmt Vorlieben und Abneigungen – jedoch nicht beides gleichermaßen.

So zeigt eine Studie, dass die Übereinstimmung von Mutter und Kind bei den Ablehnungen stärker ist als bei den Vorlieben. Wenn Sie Salat nicht mögen, wird Ihr Kind ihn mit großer Wahrscheinlichkeit auch nicht gerne essen. Außerdem werden Sie ihn vermutlich von vornherein seltener auf den Tisch bringen.

Sieht man einmal von der Neigung zum Süßen ab, werden Vorlieben zwar schwerer übernommen, trotzdem sollten Sie die Chance nutzen und Ihrem Sprössling ein gutes Beispiel geben. Denken Sie einmal über Ihre eigenen Vorlieben und Abneigungen nach!

Kinder machen's nach
Eltern, die selbst nicht auf gesunde Ernährung achten, sind keine guten Vorbilder für ihr Kind.

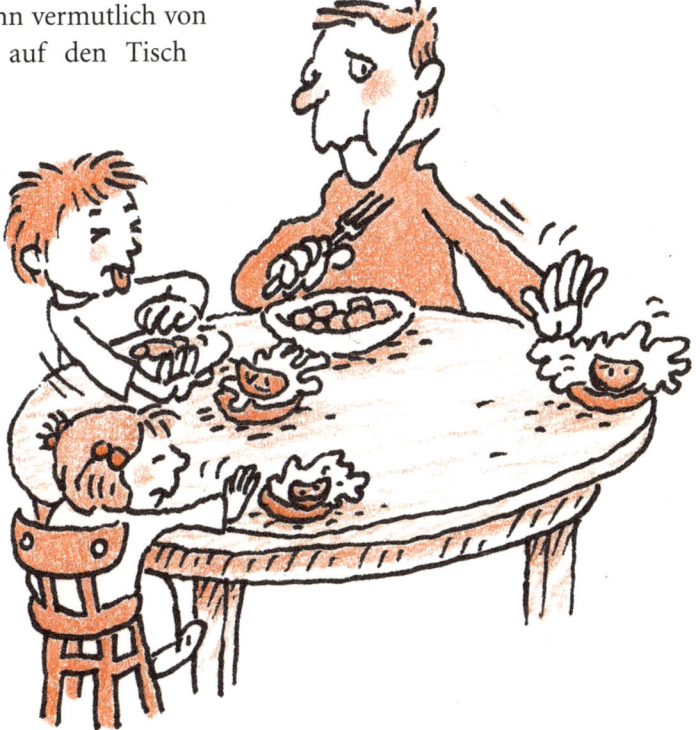

Neues im Kindergarten

In Krippen, Kinderhäusern, Kindergärten und Horten erleben Kinder die Ess-Situation auch außerhalb der Familie. Hier nehmen sie ihr Pausenbrot, manchmal auch Frühstück und Mittagessen ein. Sie sehen, was andere von zu Hause mitbringen, wie die Erzieherinnen essen und erfahren, auf was diese bei gemeinsamen Mahlzeiten Wert legen. Untersuchungen belegen, dass neben erwachsenen Bezugspersonen wie den Erzieherinnen auch die Gruppe Einfluss auf die Vorlieben des Kindes hat. Da wundert es nicht, dass manche Kinder im Kindergarten Speisen problemlos essen, die sie zu Hause ablehnen.

Brot mal anders Fast Food ist längst multikulti, warum nicht auch das Pausen-„brot"? Tauschen Sie mit anderen Eltern Rezepte aus.

Kinder lernen im Kindergarten aber nicht nur durch Beobachtung und Nachahmung. Beim Zubereiten von gemeinsamen Mahlzeiten, durch Spiele, Lieder, Tänze, Märchen und Feste erfahren sie über alle Sinne die Welt der Lebensmittel.

Wenn Mehmet, Gina, Berit und Asako ihre Pausendose öffnen, kann etwas ganz anderes als unsere Brotstulle zum Vorschein kommen. So lernen Kinder schon in frühen Jahren über den nationalen Tellerrand zu blicken: Eine Chance, auf diesem Weg Toleranz und Verständnis für andere Verhaltensweisen und Kulturen aufzubauen.

Einflussfaktor Medienwelt

Fernsehen gehört selbst für kleine Kinder zu den wichtigsten Freizeitbeschäftigungen, für manche Eltern ist es leider auch ein akzeptabler Babysitter. Etwa 80 Minuten im Durchschnitt sehen Vorschulkinder täglich fern. Favoriten sind die Sendungen der privaten Kanäle. Hier werden Kinder auch mit Werbung konfrontiert, vor allem mit jener für Süßigkeiten und Süßes.

Werbezielgruppe Kinder Comicfiguren, Fantasie- und Erlebniswelten, lustige Sprüche und Tiere gehören zu den Werbestrategien, die bei Kindern Erfolg haben.

Kinder sind für Werber eine wichtige Zielgruppe, denn sie beeinflussen heute in viel größerem Maße Kaufentscheidungen der Eltern mit. Ihre Stimme hat mehr Gewicht als früher, auch im Hinblick darauf, welche Produkte auf dem Familien-Esstisch landen.

Fatal: Im Gegensatz zu den größeren Kindern können Kleine nicht zwischen Sendung und Werbespot unterscheiden. Sie zappen nicht weg. So ist es auch kein Wunder, dass bereits dreijährige Markennamen und -symbole kennen.

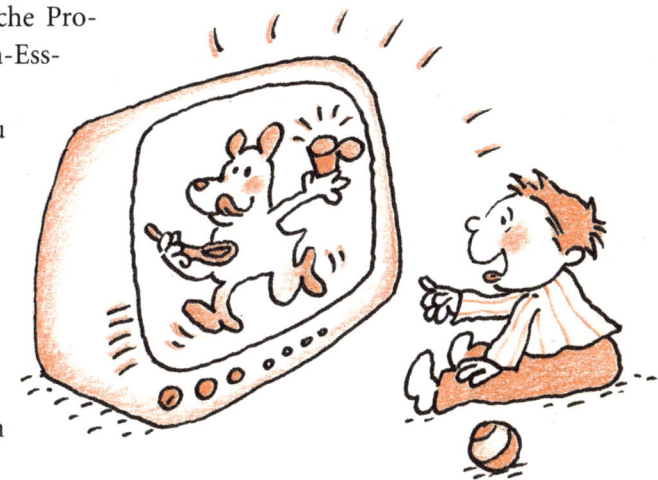

Bereits kleinen Kindern die Macht der Werbung klar zu machen ist schwer. Auf jeden Fall sollten sich Eltern damit beschäftigen, was und wie viel ihre Kinder fernsehen. Für die Kleinsten am besten: eine Lieblingssendung auf einem werbefreien Kanal.

Schokolade essen tut nicht weh

Gesundheit ist ein Argument, das Kindern nicht begreifbar zu machen ist. Das liegt unter anderem daran, dass Krankheiten aufgrund von falschem Essverhalten erst viele Jahre später spürbar werden. Ursache und Wirkung liegen viel zu weit auseinander, sodass Kinder den Zusammenhang nicht erfahren können.

Kinder sind körperorientierter als Erwachsene. Sie essen in erster Linie, wenn sie Hunger haben, und wollen das, was ihnen schmeckt. Es nützt also nichts, mit möglichen Gesundheitsfolgen an die Einsicht und Vernunft Ihrer Kinder zu appellieren.

In diesem Punkt können Eltern von der Werbung lernen. Geschmack, Spaß, Spiel, dazugehören, „in" sein – damit werden

Wissen, was gesund ist
Bereits Sechsjährige können Lebensmittel in „gesund" und „ungesund" einteilen. Was sie gerne essen, ist davon jedoch unabhängig.

Kinder angesprochen. Dass das beworbene Produkt auch viele Vitamine hat, ist nur für die Erwachsenen interessant, welche die Spots ebenfalls sehen.

Essen ist Spiel

Kinder entdecken ein Lebensmittel mit allen Sinnen. Wie sieht es aus? Wie ist es verpackt? Wie fühlt es sich an – in der Hand, im Mund? Wie riecht es? Wie hört es sich an, wenn man reinbeißt? Wie schmeckt es? Was kann man sonst noch alles damit machen? Mit den Antworten darauf lernen Kinder Lebensmittel zu begreifen. Sie machen ihre Erfahrungen ganzheitlich. Sie können vielfältiger als Erwachsene riechen, schmecken und fühlen. Auf jedes kleine Merkmal kommt es an. Je mehr Sinne das Lebensmittel positiv anspricht, desto mehr Pluspunkte auf der Beliebtheitsskala erhält es. Hier haben Kinder heute weitaus mehr Ansprüche als in früheren Generationen.

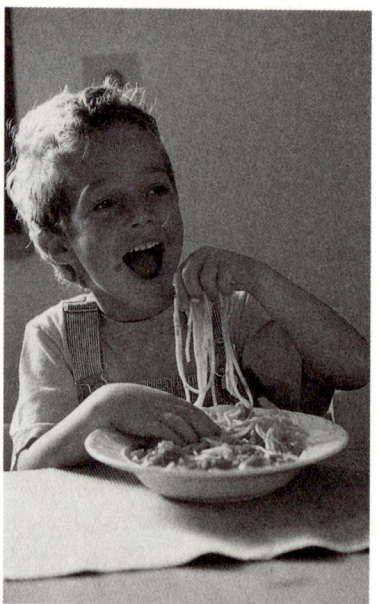

Mit den Fingern essen gehört manchmal dazu

Produkte der Lebensmittelindustrie, die speziell für Kinder gemacht sind, bieten meistens eine Fülle an Möglichkeiten, solche Sinneserfahrungen zu machen. Da haben es Brot und Kartoffeln auf den ersten Blick vergleichsweise schwer. Doch durch gemeinsames Kochen, Hantieren mit dem Lebensmittel, Essen auf verschiedene Weise – mit Gabel, Löffel oder mit der Hand –, bei Spielen und Geschmackstests zeigt sich, dass die Natur gerade in puncto Abwechslung eine ganze Menge zu bieten hat. Zum Beispiel Spaghetti: Sie sehen witzig aus, flutschen geräuschvoll in den Mund, lassen sich wickeln oder von unten nach oben essen und sind angenehm weich.

Zugegeben, Kinder all diese Erfahrungen machen zu lassen ist zeitaufwendig. Doch ohne Zeit und Zuwendung geht es in der Erziehung nicht. Und das gilt auch für die Ernährungserziehung!

> Gehen Sie spielerisch auf Lebensmittel-Entdeckungsreise. Ideen dazu finden Sie in Praxis spezial auf Seite 89.

Fast Food – Erlebnis der besonderen Art

Burger, Pommes, Hähnchenstücke, dazu ein Spielzeug, alles bunt verpackt. Essen mit den Händen, Chaos auf dem Tisch, die Spielecke zum Toben nebenan – das macht nicht nur Kindern und Jugendlichen, sondern auch vielen Großen Spaß. Feinschmecker beklagen den Verlust der Esskultur, Eltern argumentieren, dass das alles ungesund sei. Kinder aber lieben den Besuch im Schnellrestaurant.

Es stimmt: Fast Food ist im Durchschnitt zu fett, deshalb sollten es Kinder nicht zu häufig essen. Ab und zu können Sie ihnen aber den Spaß ruhig lassen. Kategorische Verbote bringen nichts, sondern erhöhen eher die Attraktivität und helfen den Kindern auch nicht, Erfahrungen zu sammeln.

Wichtig ist, dass Ihre Familienernährung zu Hause stimmt, dass Ihre Kinder täglich Gemüse, Obst und Vollkornbrot essen und so lieben lernen. Dann kann sie auch der gelegentliche Fast-Food-Imbiss nicht aus dem Lot bringen – genausowenig übrigens wie die Erwachsenen ein Abend im Restaurant mit einem üppigen Fünf-Gänge-Menü. Wer aber häufig Fettreiches aus dem Schnellrestaurant isst, muss dies unbedingt durch fettarme und gemüse-, obst- und vollkornlastige andere Mahlzeiten des Tages ausgleichen.

> **Ausgleich notwendig**
> Nicht nur Fast Food, auch viele Fertiggerichte sind zu fettreich. Gemüse und Obst kommen bei beiden zu kurz.

Immer das Gleiche oder täglich was anderes

Kinder machen Erfahrungen mit Lebensmitteln und entscheiden, ob sie sie mögen oder nicht. Werden Speisen abgelehnt, kann dies oft nur die augenblickliche Situation betreffen. Heute ist es so und morgen ist es anders. Die Abneigungen sind noch nicht festgefahren. Gerade in den ersten Jahren kann sich noch vieles ändern.

Was der Bauer nicht kennt …

In fremde Töpfe zu schauen, ist auch manchem Erwachsenen mehr Graus als Freude – vor allem dann, wenn das Gericht völlig unbekannte Geschmackserlebnisse verheißt. Vertrautes ist uns lieber – es schmeckt uns besser.

Ist ein Lebensmittel bekannt, hat man es schon einmal gegessen und weiß, wie es schmeckt, wird es bevorzugt. Dieses Phänomen ist durch wissenschaftliche Untersuchungen belegt. Man findet es bei Erwachsenen und bei Kindern gleichermaßen. Es erklärt auch, warum viele Kinder am liebsten jeden Tag das gleiche Gericht essen würden. Der vertraute Geschmack bietet Sicherheit.

Zeit zur Gewöhnung

Wir müssen unsere Kinder also an so manche Speise und so manches Lebensmittel erst gewöhnen, sie ihnen mit der Zeit langsam schmackhaft machen. Dann haben sie eine Chance, gemocht zu werden.

Für den Alltag heißt das: Wenn Ihr Kind ein Gericht mal ablehnt, zwingen Sie es nicht zum Essen. Da der Rest der Familie es gerne isst, steht es auf dem Familienspeiseplan und kommt somit immer wieder einmal auf den Tisch. Wahrscheinlich mag Ihr

Gemeinsam Neues entdecken
Spricht für gemeinsame Mahlzeiten: Kinder probieren Unbekanntes eher, wenn eine vertraute Bezugsperson mit ihnen zusammen isst.

Kind das Gericht eines Tages auch, manche Saisongemüse wie Spargel oder Grünkohl vielleicht erst nach mehreren Jahren. Bei einigen Lebensmitteln bleibt die Ablehnung aber auch bis ins Erwachsenenalter bestehen.

Nicht zu oft und nicht zu selten!

Es gibt kaum Eltern, die Kindern täglich das Gleiche vorsetzen. Sie wissen, sogar Lieblingsgerichte und Delikatessen kann man überdrüssig werden. Irgendwann hat man sie satt. Dies müssen Kinder erst erfahren.

Wenn Klein-Laura partout jeden Abend ihren geliebten Grießbrei will, lassen Sie ihn ihr. Nach kurzer Zeit geht diese Phase vorüber. Dann hat Laura die Erfahrung gemacht, dass ihr der

Verbieten bringt nichts!
Kinder müssen lernen, mit Lebensmitteln flexibel umzugehen – und zwar mit allen.

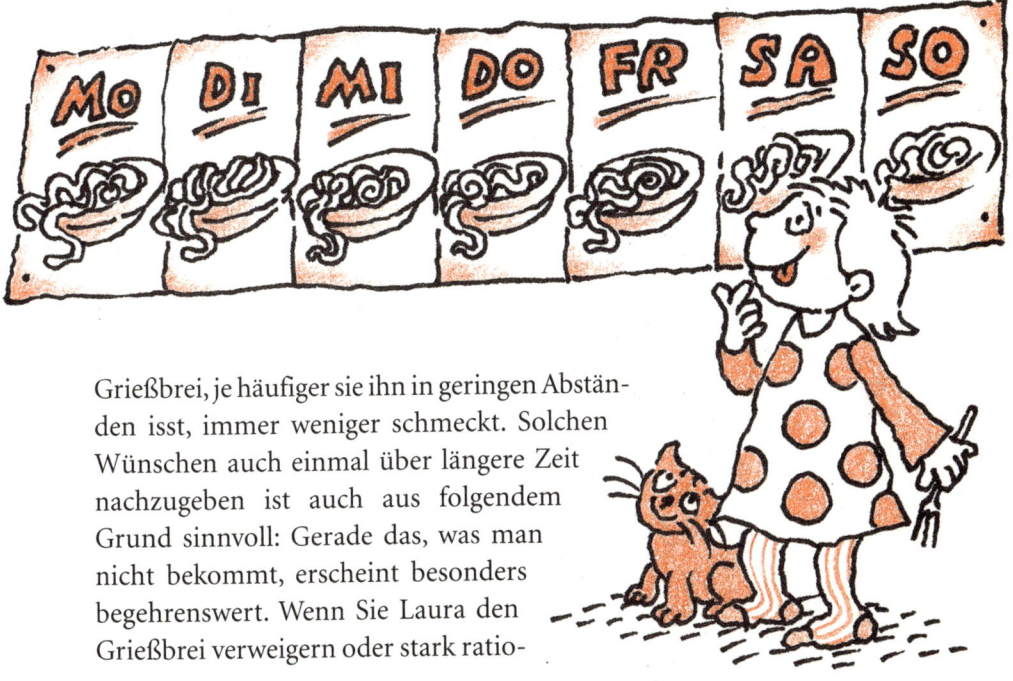

Grießbrei, je häufiger sie ihn in geringen Abständen isst, immer weniger schmeckt. Solchen Wünschen auch einmal über längere Zeit nachzugeben ist auch aus folgendem Grund sinnvoll: Gerade das, was man nicht bekommt, erscheint besonders begehrenswert. Wenn Sie Laura den Grießbrei verweigern oder stark rationieren, verfestigen Sie bei ihr die Vorliebe für dieses Gericht. Und – sie lernt nicht den sinnvollen Umgang damit. Aus diesem Grunde gilt: Nichts rigoros verbieten, denn dadurch erhöhen Sie nur die Attraktivität des Verbotenen. Denn letztlich kommt es immer auf die Menge der Leibspeise und die Zusammensetzung des restlichen Speiseplans an.

Essen lernen am Familientisch

Gemeinsame Mahlzeiten sind soziale und kulturelle Ereignisse, bei denen Kinder außerordentlich viel erfahren und lernen können. Doch in vielen Familien geschieht es immer seltener, dass sich alle gemeinsam am Esstisch treffen. Das Essen muss heute flexibel zu handhaben sein und sich den unterschiedlichen Tagesabläufen der einzelnen Familienmitglieder unterordnen.

Die Mahlzeit als Gemeinschaftsaktion

Dicke Luft am Esstisch
Schwelen Machtkämpfe und ungelöste Konflikte, so ist die Mahlzeit für Klein und Groß äußerst anstrengend.

Beim gemeinsamen Essen lernen Kinder soziales Verhalten in der Gruppe: Rücksicht nehmen, teilen, aufeinander warten, seine Meinung sagen, zu Wort kommen lassen, Eigenheiten akzeptieren. Durch Blicke, Gebärden, Tischgestaltung und nicht zuletzt im Gespräch werden Beziehungsstrukturen ausgehandelt. Das ist in der Familie nicht anders als beim gemeinsamen Frühstück im Kindergarten.

Durch Mitbestimmung zum mündigen Esser

Zu Zeiten unserer Großeltern wurde von den Kindern vor allem Gehorsam und Disziplin erwartet. Das galt für die Beziehung zu den Eltern, für die Schule und natürlich auch bei Tisch. Die Parolen lauteten: „Gemacht wird, was die Großen sagen" und „Gegessen wird, was auf den Tisch kommt"! Die Missachtung von Regeln hatte üble Folgen – wie die Geschichten vom Suppenkasper und Zappelphilipp demonstrieren.

Kinder von heute stellen viel mehr infrage und nehmen auch am Tisch nicht alles hin, was ihnen als allgemeingültige Regel vorgehalten wird. Moderne Erziehungsziele wie die Förderung von Selbstbewusstsein und Eigenverantwortung gelten genauso für das Essverhalten. Schließlich sollen unsere Kinder eines Tages eigenständig das auswählen und essen, was ihrem Wohlbefinden und ihrer Gesundheit gut tut.

Sättigung und Ablehnung akzeptieren

Kleine Kinder spüren sehr genau, wann sie hungrig und wann sie satt sind. Diese inneren Signale zu bewahren sollte ein Erziehungsziel sein.

Das heißt, das Kind nicht zum Essen zwingen und nicht zum Weiteressen nötigen, wenn es nicht mag. Auch dann nicht, wenn Eltern Sorge haben, dass ihr Kind schon bald wieder hungrig sein wird. Dann wird bei der nächsten Mahlzeit eben etwas mehr gegessen.

Akzeptieren Sie auch die Ablehnung von Speisen. In solchen Situationen sollten Sie keinen Zwang ausüben, mit Strafe drohen oder mit Belohnungen winken. Regen Sie ihr Kind lieber zum Probieren an, aber bestehen sie nicht diktatorisch darauf. Setzen Sie statt dessen auf Ihr gutes Vorbild und das wiederholte Angebot.

„Zweit-Gerichte" sind keine Lösung
Meist steht auf dem Tisch auch für notorische Nörgler etwas zum Sattessen, seien es nur die trockenen Kartoffeln.

Selbstständigkeit fördern

„Kann allein!", äußern kleine Kinder lautstark. Die ersten Schritte auf dem Essparkett verursachen viel Geschmiere und fordern von den Eltern Unterstützung, Geduld und vor allem

Zeit. Wenn diese knapp ist, geben Sie dem Kinderwunsch anfangs nur bei einem Mahlzeitentyp, zum Beispiel der Brotmahlzeit, nach.

Tischmanieren – antiquiert und überflüssig?

Wir essen mit Messer und Gabel und matschen nicht im Essen herum, jeder isst von seinem eigenen Teller, wir lümmeln nicht, die Hände liegen auf dem Tisch, wir sprechen und trinken nicht mit vollem Mund, wir schlürfen, schmatzen und rülpsen nicht …

> **Andere Sitten**
> Essen Sie mit Ihren Kindern zum Beispiel einmal wie die Chinesen mit Stäbchen oder wie die Araber mit den Fingern.

Tischmanieren sind immer wieder Thema bei Familienmahlzeiten. Wer gerne gemeinsam mit anderen isst, kommt um einige Spielregeln nicht herum. Überlegen Sie, was Sie Ihren Kindern vorleben, und vereinbaren Sie gemeinsam Maßstäbe, die für alle gelten. Haben Sie Geduld, leiten Sie kleine Kinder liebevoll an, aber hüten Sie sich vor ständigen Ermahnungen. Ein Lob zur rechten Zeit bewirkt oft sehr viel mehr. Schließlich soll das Essen auch den Kleinsten Spaß machen und nicht zur Tortur werden.

Mahlzeiten sind Zeiten zum Essen

Natürlich kann man mehrere Dinge gleichzeitig tun und manchmal muss man es sogar. Die Tage sind ja sowieso viel zu kurz. Wir alle – und besonders die Mütter von kleinen Kindern – können davon ein Lied singen.

Wie praktisch wäre es doch, das Kind einfach vor den gefüllten Teller zu setzen, da ist es erst mal versorgt und beschäftigt. Die Mutter klärt noch schnell den Termin mit dem Steuerberater, füllt die Waschmaschine, legt das Sportzeug zurecht und organisiert den Treff für den Nachmittag. Aber das Kind sollte zum Essen Ruhe haben und nicht abgelenkt oder müde sein. Nur dann kann es seine inneren Signale auch wahrnehmen. Wuselnde Mütter und Väter, laufende Waschmaschinen und ständig klingelnde Telefone sind deshalb genauso schlechte Essensbegleiter wie ein im Hintergrund laufender Fernseher oder Spielen während der Mahlzeit.

Rituale geben Sicherheit

Kleine Kinder lieben Rituale, nicht nur am Geburtstag oder an besonderen Feiertagen. Auch Mahlzeiten, die immer nach einem ähnlichen Muster ablaufen, haben Ritualcharakter. Früher begann die Mahlzeit in vielen Familien mit einem Gebet. Heute geht es oft so: Alle fassen sich an den Händen und wünschen sich „guten Appetit". In beiden Fällen halten alle, die um den Tisch versammelt sind, kurz inne, kommen zur Ruhe, können sich dann bewusst der Mahlzeit zuwenden und fangen gemeinsam an zu essen.

Gemeinsam essen braucht Zeit

Gemeinsame Mahlzeiten sind für kleine Kinder Dreh- und Angelpunkt der Ess-Erziehung, denn situationsbezogen lernen sie besonders gut. Nehmen Sie sich deshalb Zeit dafür. Das bedeutet nicht, dass zu jeder Mahlzeit alle Familienmitglieder zusammenkommen müssen. Beruf, Kindergarten oder der Schlafrhythmus der Kleinsten machen das häufig unmöglich. Überlegen Sie aber, ob es nicht wenigstens eine Mahlzeit gibt, an der die ganze Familie teilnehmen kann. Das kann für manche Familienmitglieder eine Umstellung ihres Tagesablaufs bedeuten. Doch ohne Kompromissbereitschaft geht es nicht.

Herausforderung Trotzphase

Im zweiten und dritten Lebensjahr entdeckt das Kind seinen Willen und versucht, ihn durchzusetzen. Ein kleiner Rebell sitzt am Tisch, der unter Umständen von vornherein und bei jeder Mahl-

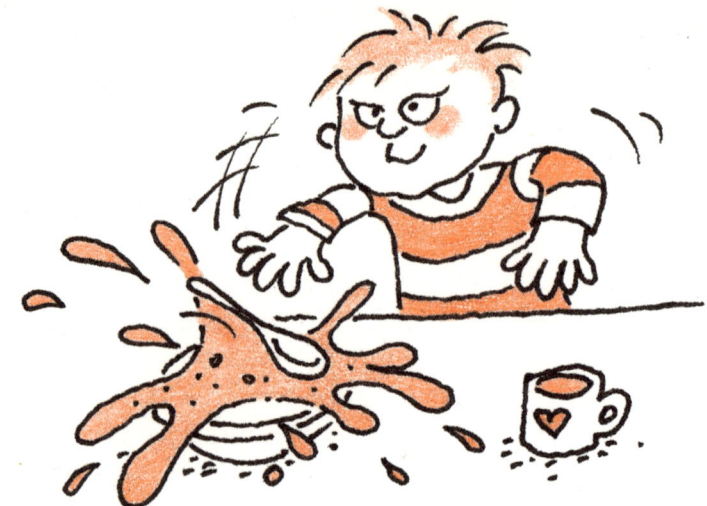

So trotzen Eltern der Trotzphase
Machen Sie deutlich, was Ihnen besonders wichtig ist. Legen Sie gemeinsam mit dem Kind klare Regeln und Konsequenzen bei deren Nichteinhaltung fest. Halten Sie diese auch ein.

zeit alles ablehnt und zudem mit Besteck und Teller allerlei Blödsinn treibt. Oft hat die Ablehnung gar nichts mit dem Lebensmittel selbst zu tun. Jetzt gilt: Ruhe bewahren! Kinder brauchen in dieser Zeit klare Grenzen, aber auch Verständnis und Zuwendung.

Die Auswahl macht's

Wie viel wovon?

Wir haben Ihnen versprochen, dass Sie keine komplizierten Nährstofftabellen und -berechnungen brauchen, um Ihren Familienernährungsplan optimal zusammenzustellen. Hier zeigen wir Ihnen, wie es viel praktischer geht.

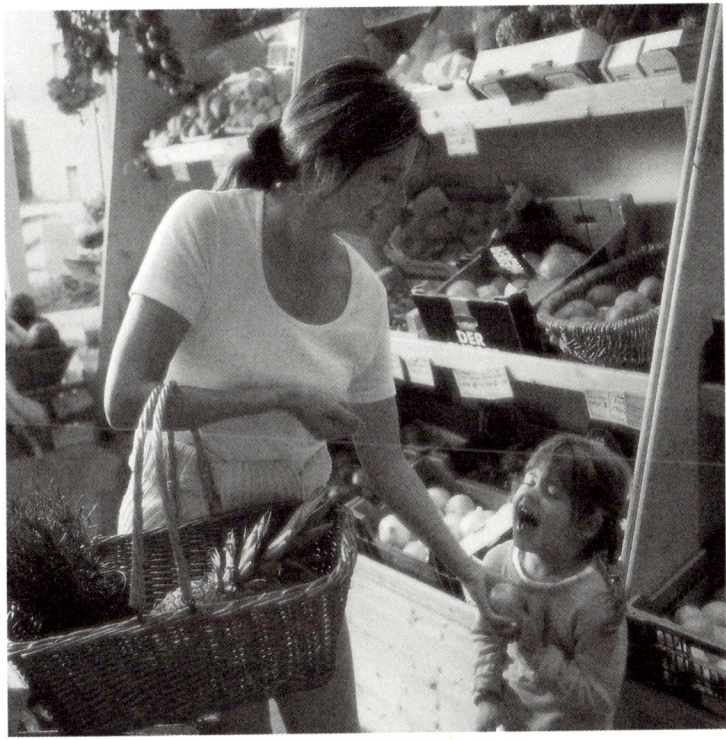

Bringen Sie Obst und Gemüse immer frisch auf den Tisch

Richtig kombinieren

Lebensmittelgruppen
Die Lebensmittel einer Gruppe haben einen recht ähnlichen Nährstoffgehalt. Jede Gruppe hat also ihre Nährstoffstärken.

Bei der Auswahl der Lebensmittel für Ihr Kind ist beinahe alles erlaubt. Auf das optimale Mischungsverhältnis kommt es an. Damit Sie den Überblick behalten, werden auf den folgenden Seiten alle miteinander verwandten Lebensmittel in Gruppen eingeteilt.

Vier Grundregeln

Vom einen viel, vom anderen wenig. So sieht die richtige Verteilung der Lebensmittel aus:

1. Reichlich trinken: Wasser und andere Getränke
2. Reichlich essen: pflanzliche Lebensmittel
3. Mäßig essen: Lebensmittel vom Tier
4. Wenig essen: fett- und zuckerreiche Lebensmittel

In **Praxis spezial** auf Seite 91 finden Sie die Grundprinzipien für eine optimale Kostzusammenstellung. Sie gelten für alle, ob Kinder oder Eltern.

Ob Kinder oder Erwachsene, diese Auswahlkriterien gelten für alle gleichermaßen. Nur die Mengen sind je nach Alter verschieden.

So viel sollte es sein

Auf den folgenden Seiten finden Sie Mengenangaben zu allen Lebensmittelgruppen. Es handelt sich um Durchschnittswerte, das heißt, kleine Abweichungen sind okay. Wir haben die Mengen für zwei Altersgruppen angegeben: vom zweiten Geburtstag bis zur Vollendung des dritten Lebensjahres und vom vierten Geburtstag bis zur Vollendung des sechsten Lebensjahres. In den kleinen Zeichnungen stehen immer ein zweijähriges und ein fünfjähriges Kind als Repräsentanten für die entsprechende Gruppe. Vom ersten bis zum zweiten Geburtstag findet die Umgewöhnungsphase statt – stetig erweitert sich der Speiseplan. In diesem Lebensabschnitt brauchen Kinder die gleichen Lebensmittel wie Zweijährige, nur etwas weniger von allem. Die Mengen steigern sich im Laufe der Zeit.

Trinken, trinken und nochmals trinken

Nichts können Kinder so wenig entbehren wie Wasser. Wenn sie auf Dauer nicht genügend trinken, steigt ihr Risiko für Nierenerkrankungen, Harnwegsinfektionen, Verstopfung, Atemwegsinfektionen und viele andere Beschwerden.

Die Ergebnisse von Untersuchungen zeigen immer wieder, dass schon Kinder zu wenig trinken. Zu Beginn des Lebens sieht es zunächst noch gut aus. Aber bereits im Alter von vier Jahren ist die Trinkmenge bei den meisten viel zu knapp.

Kinder brauchen mehr

Viele Eltern meinen, dass ihr Kind ausreichend oder gar zu viel trinkt. Doch dieses Gefühl täuscht. Kinder brauchen relativ gesehen mehr Flüssigkeit als Erwachsene. Sie müssen wachsen und ihr Wasserhaushalt wird stärker beansprucht. Sie toben und rennen viel, sind den ganzen Tag aktiv. Da wird kräftig geschwitzt – Wasser geht verloren und muss nachgefüllt werden.

Trinken nicht verbieten

Wenn Mama und Papa regelmäßig zwischendurch ein Glas Wasser trinken, werden die Kinder es auch tun. Ermuntern Sie Ihr Kind, wann immer sich die Gelegenheit bietet, et-

Richtig einschätzen!
Auch viele Erwachsene trinken zu wenig. Deshalb wird bei den Kleinen von vornherein mit falschen Maßstäben gemessen.

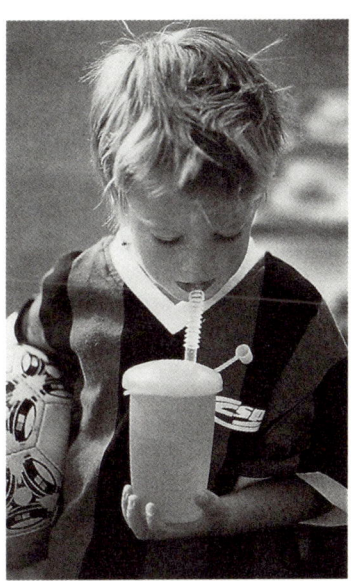

Etwas zu trinken ist beim Sport immer dabei

was zu trinken. Auf gar keinen Fall darf ein Kind in seiner Trinkfreude gebremst werden. Ein schädliches Zuviel gibt es nämlich nicht.

Trinken während einer Mahlzeit ist nicht verboten, sondern erwünscht. Mit den überholten Vorstellungen unserer Großeltern müssen wir endlich aufräumen: Der Magensaft wird nicht verdünnt und die Verdauung nicht beeinträchtigt. Das Trinken von Wasser, Saftschorle oder Tee während des Essens ist auch keine Appetitbremse.

Milch, Kakao, Limonade oder Saft pur in größeren Mengen machen natürlich satt. Sie sind deshalb unmittelbar vor und während den Mahlzeiten als Getränke nicht geeignet. Es ist auch ein Trugschluss, dass nichts trinken am Abend das Kind vor dem Bettnässen bewahrt.

Durst heisst Alarmstufe rot

Was tun, wenn das Kind nichts trinken mag? Tipps dazu finden Sie In Praxis spezial auf Seite 95.

Der Mund fühlt sich trocken an, eine innere Stimme sagt: „Du musst etwas trinken!" Wer nur bei starkem Durstgefühl trinkt, tut es eigentlich zu spät. Durst signalisiert, dass dem Körper bereits Flüssigkeit fehlt und er nicht optimal arbeiten kann. Dieser Zustand macht auf Dauer krank. Gesünder ist: Etwas trinken, bevor der große Durst kommt! Trinken Sie zusammen mit Ihrem Kind während und zwischen den Mahlzeiten.

So viel zu trinken sollte es sein

Bis zum Ende des dritten Lebensjahres sollten Kinder etwa einen Dreiviertelliter (700 ml) pro Tag trinken. Für Vier- bis Sechsjährige kommt noch ein Glas dazu (800 ml). Achtung: Milch zählt als Nahrungsmittel und nicht als Getränk.

Wenn Kinder rennen, toben oder ausgelassen spielen, wenn es draußen richtig warm ist oder drinnen die Heizung auf Hochtouren läuft, geraten sie ins Schwitzen. Sie brauchen dann bedeutend mehr Flüssigkeit und trinken oft mehr als das Doppelte. Sie sollten den Wunsch des Kindes etwas zu trinken niemals bremsen. Bei Fieber, Durchfall, Erbrechen und bei Krankheit allgemein ist „viel trinken" die beste Medizin und noch wichtiger als sonst.

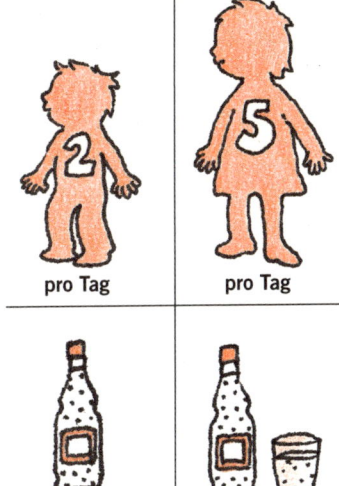

Wasser – gut und preiswert

Der beste Durstlöscher ist Wasser pur – egal ob aus der Leitung oder der Mineralwasserflasche. Es versorgt den Körper mit Flüssigkeit und Mineralstoffen und ist preiswert. Manche Kinder mögen viel Sprudel, andere trinken lieber stilles Mineralwasser und wieder andere akzeptieren nur kohlensäurefreies Wasser. Gehen Sie auf die Vorlieben Ihres Kindes ein. Bevorzugen Sie natriumarmes Mineralwasser (weniger als 100 mg Natrium pro Liter).

Tee ist nicht gleich Tee

Ob warm oder kalt, ob leicht gesüßt (zwei Teelöffel Zucker auf einen Liter) oder ohne Zucker, Früchte- und Kräutertees sind für Kinder okay. Sehr beliebt sind Mischungen aus einem Teil Tee und einem Teil Fruchtsaft. Heilkräutertees (dazu gehören auch Pfefferminz- und Kamillentee) sollten Sie Ihrem Kind nicht auf Dauer als Durststiller, sondern nur bei entsprechenden Beschwerden geben. Eistee und andere Fertigteegetränke enthalten sehr viel Zucker und sind deshalb nicht zu empfehlen. Sie fördern Karies und machen satt. Hinzu kommt, dass solche Produk-

Eistee selbst gemacht
Einen konzentrierten Früchtetee kochen, abkühlen lassen und mit einem Lieblingsfruchtsaft mischen. Das Ganze über einen Berg Eiswürfel geben – fertig.

te oft auch Süßstoffe, Koffein und andere, für Kinder nicht infrage kommende Substanzen enthalten.

Saft, Limo & Co.

Reine Fruchtsäfte enthalten Vitamine, Mineralstoffe und verschiedene andere wertvolle Inhaltsstoffe. Aber eben auch ungefähr zehn Prozent Zucker! Verdünnen heißt deshalb die Devise. Wenn man Wasser und Fruchtsaft im Verhältnis eins zu eins mischt, erhält man eine wohlschmeckende, erfrischende Schorle.

Nektare, Fruchtsaftgetränke, Limonaden, Colagetränke und Malzbier sind wegen ihres zum Teil enormen Zuckergehaltes keine geeigneten Durstlöscher. Zuviel Zucker verdirbt den Appetit und greift die Zähne an. Werden stark gesüßte Getränke zum Essen getrunken, überlagert der süße Geschmack den Eigengeschmack der Speisen.

Kinder können über die genannten Getränke auch eine größere Menge an Süßstoff aufnehmen. Das ist nicht erstrebenswert, da über mögliche Folgen eines hohen Konsums bei Kindern noch nichts bekannt ist. Zurückhaltung ist auf jeden Fall geboten, weil Kinder sich nicht an den Geschmack extrem süßer Getränke gewöhnen sollten.

Statt Limo
Eine gute Alternative zu Limonade sind mit Fruchtsäften versetzte Mineralwässer. Geschmacksrichtungen sind Zitrone, Grapefruit, Johannisbeere, Apfel etc.

Wie kommt Kalzium in den Orangensaft?

Nun, es wird vom Hersteller zugesetzt. Genauso wie viele andere Nährstoffe auch. Getränke stehen an erster Stelle, wenn es um Nährstoffanreicherung geht. Meist werden Vitamine und Mineralstoffe hinzugemischt – zehn und mehr pro Saft sind keine Seltenheit.

Wenn Ihr Kind genügend Obst, Gemüse und Vollkornprodukte isst, braucht es keine angereicherten Lebensmittel. Anders sieht es aus, wenn das Kind krank ist, eine Gemüse-Verweigerungsphase hat oder das Winterangebot an frischen Sachen mal wieder zu wünschen übrig lässt. Unter all diesen Bedingungen ist es angebracht, Multivitaminsaft zu trinken – aber bitte keine ganze Flasche auf einmal. Zwei kleine Gläser (eins zu eins mit Wasser verdünnt) pro Tag reichen aus.

Rote Karte für Alkohol und Koffein

Alkoholhaltige Getränke sind für Kinder tabu. Wenn Ihr Kind am Bier- oder Weinglas nippen will, sagen Sie nein oder verzichten Sie in seiner Anwesenheit auf solche Getränke. Bohnenkaffee, schwarzer Tee, Colagetränke und so genannte Energie-Drinks enthalten Koffein. Deshalb kommen sie für Kinder ebenfalls nicht infrage.

Lieber nicht zu viel
Wenn ein Kind ausschließlich nährstoffangereicherte Getränke trinkt, nimmt es Vitamine und Mineralstoffe in konzentrierter Form zu sich. Auswirkungen einer Überversorgung sind bislang wenig erforscht.

Brot, Müsli, Reis & Nudeln zu jeder Mahlzeit

Getreideprodukte sind der Hauptbestandteil einer gesunderhaltenden und gesundheitsfördernden Nahrung. Das heißt, irgendetwas aus Getreide sollten Kinder zu jeder Mahlzeit essen. Was kann das im Einzelnen sein?

Brot oder Brötchen, Kuchen oder Kekse, Müsli oder Frühstücksflocken kommen uns da zunächst in den Sinn. Aber das ist natürlich nicht alles. Wie wäre es einmal mit Reispfanne, Nudelauflauf, Hirserisotto, Dinkelreis, Maisbrei (Polenta), Grünkernsuppe, Getreidebratlingen, Semmelknödeln oder Grießklößen, Pfannkuchen, Pizza, Gemüsequiche oder Gemüsestrudel, Grießbrei, Milchreis? Das ist noch längst nicht das gesamte Repertoire der Möglichkeiten.

Der große Pluspunkt bei den Getreidegerichten ist: Die allermeisten werden von Kindern geliebt und gern gegessen – vielleicht weil Getreide bereits vertraut ist.

Was ist drin?
In Getreide stecken vor allem Kohlenhydrate in Form von Stärke. Vollkorngetreide stellt Vitamine, Mineral- und Ballaststoffe zur Verfügung. Die halten fit und bringen den Darm auf Trab.

Zu jeder Mahlzeit etwas aus Getreide

Schon als Baby bekam Ihr Kind oft Getreide. Erinnern Sie sich? Vollmilch-Getreide-Brei am Abend, Getreide-Obst-Brei am Nachmittag, für die ersten Zähne dann ein Stück Brotrinde, ein hartes Brötchen oder Zwieback zum zweiten Frühstück. Später Brot und Milch am Morgen und am Abend. Bauen Sie auf den Ernährungsgewohnheiten aus dem ersten Lebensjahr auf und bringen Sie auch weiterhin zu jeder Mahlzeit etwas aus Getreide auf den Tisch.

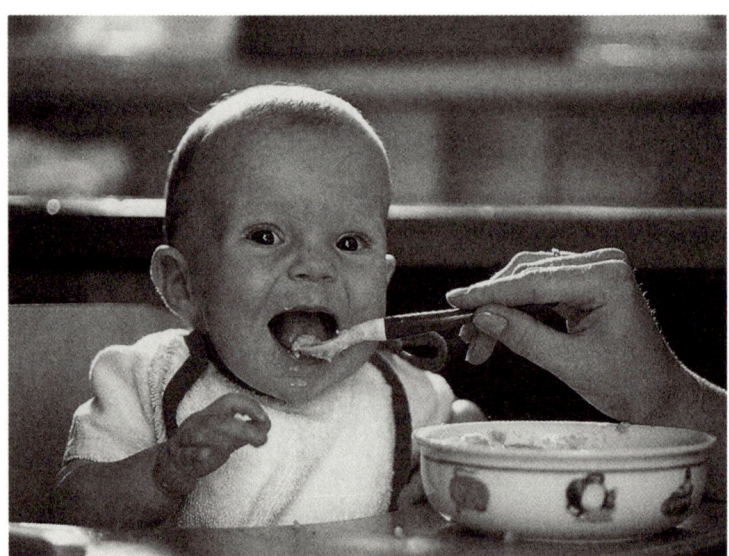

Getreide schmeckt den Kleinsten in Form von Brei

So viel Brot sollte es sein

Kinder bis zu drei Jahren sollten rund 120 g Brot, das sind etwa drei Scheiben, pro Tag essen. Für Vier- bis Sechsjährige liegt die tägliche Menge bei rund 170 g Brot, das entspricht etwa vier Scheiben. Für alle gilt: Je eine Scheibe Brot kann gegen eine Portion Frühstücksflocken, Haferflocken oder Müsli ausgetauscht werden. Dies ist eine Möglichkeit, auf die Vorlieben des Kindes einzugehen.

Die Vollkorn-Faustregel

Gut die Hälfte aller Getreideprodukte, die Ihr Kind täglich isst, sollte aus Vollkorn sein. Das kann bedeuten, wenn Vollkornbrot und Müsli oder Frühstücksflocken aus vollem Korn gegessen werden, dürfen es zu anderen Mahlzeiten ohne Bedenken auch „weiße" Nudeln und „weißer" Reis sein. Voraussetzung für diese Regel ist, dass das Kind auch ausreichend Obst, Gemüse, Kartoffeln und Hülsenfrüchte zu sich nimmt.

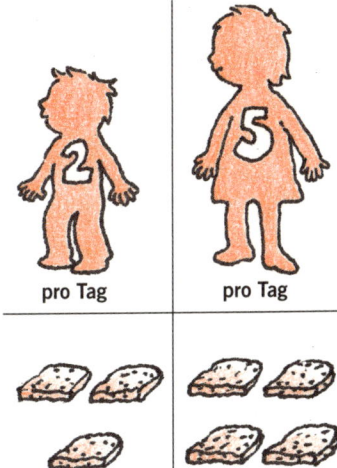

Nachfragen!
Nicht jedes dunkle Brot ist aus Vollkornmehl. Farbstoffe sollen oft darüber hinweg täuschen.

Das richtige Brot

Aber mögen Kinder Vollkornbrot? Ja, wenn sie es von Anfang an kennen lernen. Schließlich hat es nicht zwangsläufig etwas mit harten Körnern und Schrot zu tun. Vollkornbrot gibt es auch aus ganz fein gemahlenem Mehl. Es lässt sich prima kauen. Dinkel, Weizen und Roggen sollten sich abwechseln. Oder nehmen Sie Roggenmischbrot. Toastbrot kann viel Fett

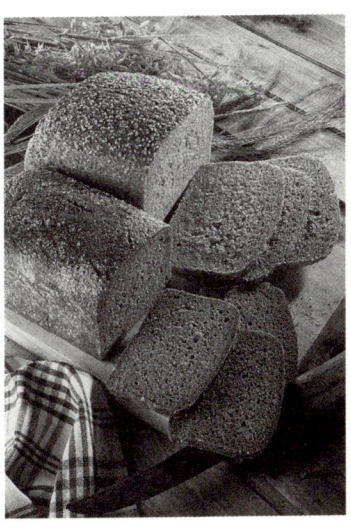

Auch bei Vollkornbrot ist die Vielfalt groß

enthalten, und die Konsistenz regt nicht zum Kauen an. Wenn Toast, dann sollten Sie die Vollkornvariante bevorzugen.

Nudeln, Nudeln nichts als Nudeln

Kartoffeln?
Oft werden Nudeln den Kartoffeln vorgezogen. Kartoffeln sind aber wichtig. Suchen Sie den Kompromiss: einen Tag Nudeln bzw. Reis, am anderen Tag Kartoffeln.

Viele Kinder haben von Montag bis Sonntag immer nur den einen Wunsch: „Nuuudeln!" Kennen Sie das? Keine Angst, auch Sie werden die Nudelphase Ihres Kindes überleben. Das geht vorbei, denn auf Dauer wird es langweilig. Im Übrigen sind Nudeln mit Sauce besser als ihr Ruf – schließlich handelt es sich um ein Getreidegericht. Ausschlaggebend für die Nährstoffversorgung ist eher das, was Ihr Kind sonst noch isst. Machen Sie das Beste aus der Situation. Kochen Sie zum Beispiel mal zusammen mit Ihrem Kind eine Sauce aus frischen Tomaten – und reichen Sie Gemüsesticks mit Dip vorweg.

So viel Reis und Nudeln sollten es sein

Für Kinder bis zu drei Jahren sollten Sie etwa 35 g Reis oder Nudeln (Trockenprodukt) einkalkulieren. Für Vier- bis Sechsjährige kommt rund ein Esslöffel mehr ins Kochwasser – insgesamt 40 g pro Mahlzeit. Reis, Nudeln und Kartoffeln wechseln sich im Wochenspeiseplan ab.

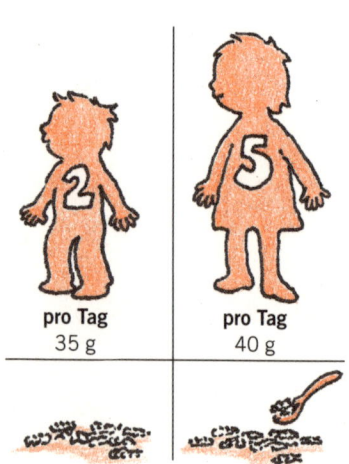

pro Tag 35 g | pro Tag 40 g

Kinderflakes und Müsliriegel – top oder Flop?

Spezielle Frühstücksflocken für Kinder sind selten aus Vollkorn, meist stark gezuckert und enthalten recht hohe Vitamin- und Mineralstoffzusätze. Das ist nicht unbedingt empfehlenswert.

Aber Kinder lieben sie. Die Kinder sollten die Produkte stets mit Haferflocken oder weniger gezuckerten Cornflakes mischen. Es gibt auch mit Ballaststoffen angereicherte Flocken. Diese können in die Mischung wandern.

Müsliriegel enthalten viel Zucker oder Honig, jede Menge Zusätze und unter anderem bedingt durch Nüsse auch viel Fett. Sie sind trotz ihres Gesundheit verheißenden Namens als Süßigkeiten einzustufen.

Gemüse und Obst – fünfmal am Tag

Alle wissen wie gut frisches Gemüse und Obst für die Gesundheit ist, aber kaum einer mag davon reichlich essen. Bevor Sie das nächste Mal schimpfen, wenn Ihr Junior wieder sein Gemüse

Was ist drin?
Neben Vitaminen und Mineralstoffen stecken in Gemüse und Obst auch viele Ballaststoffe. Sie bringen den Darm auf Trab. Stärke und Zucker geben Kraft.

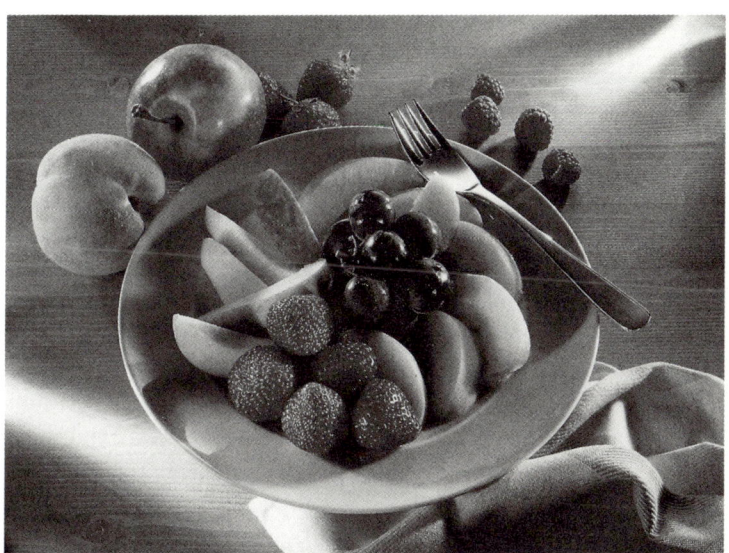

Kinder mögen Obst in handlichen Stücken

nicht will, halten Sie einen Moment inne. Mögen Sie es denn selber gern? Bei vielen Erwachsenen in unserem Land scheint das nicht der Fall zu sein. Sie essen nicht einmal täglich frisches Gemüse oder Obst. Im Durchschnitt kommt ein Bundesbürger heute gerade mal auf die Hälfte der empfohlenen Tagesmenge. Es scheint, als streikten Kinder und Eltern bei dieser Angelegenheit gemeinsam.

Viel Vitamine – wenig Kalorien

Naturbelassenes Gemüse und Obst belasten die Kalorienbilanz nur minimal und liefern zugleich große Mengen an Vitaminen, Mineralstoffen und sekundären Pflanzenstoffen. Das macht sie so besonders wertvoll für unsere Gesundheit. Studien zeigen, dass ein hoher Verzehr von frischem Gemüse und Obst langfristig gesehen das Risiko für Herz-Kreislauf-Erkrankungen und sogar für Krebs senken kann.

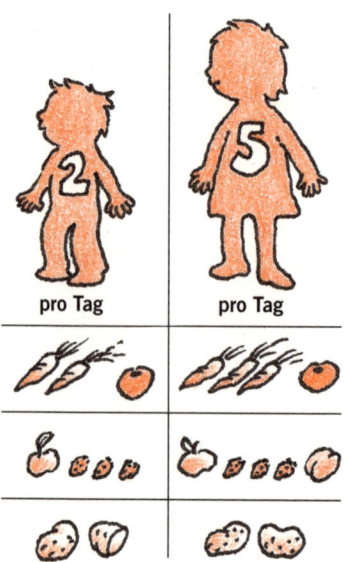

So viel Gemüse, Obst und Kartoffeln sollten es sein

Kinder bis zu drei Jahren sollten täglich jeweils 120 g Gemüse und frisches Obst essen. Für Vier- bis Sechsjährige wird ein Verzehr von mindestens 180 g Gemüse und ebenso viel Obst pro Tag empfohlen.

Für Kinder bis zu drei Jahren sollten Sie etwa eineinhalb kleine Kartoffel (100 g) vorsehen. Für Vier- bis Sechsjährige rechnen Sie zwei Stück (120 g) pro Mahlzeit. Kartoffeln wechseln sich mit Nudeln und Reis im Wochenspeiseplan ab.

Nach oben keine Grenzen setzen

„Fünfmal am Tag frisches Gemüse und Obst", so lautet das Motto von Gesundheitskampagnen. Das bedeutet: schon zum ersten Frühstück etwas Knabbergemüse oder saftiges Obst, beim zweiten ebenso, zum Mittagessen gedünstetes Gemüse, vielleicht auch Salat und etwas Obst hinterher, am Nachmittag noch ein Stück Obst und zum Abendessen wieder Knabbergemüse. So lässt sich eine Menge Frisches im Speiseplan unterbringen, ohne dass die Portionen pro Mahlzeit zu üppig sind. Für frisches Obst, rohes oder fettarm zubereitetes Gemüse sowie für Blattsalat gibt es nach oben keine Grenze. Möchte Ihr Kind mehr davon – nur zu! Manche Kinder sind regelrecht salatscheu. Halb so schlimm. Wenn ausreichend Gemüse gegessen wird, braucht ein Kind keinen Blattsalat zu essen.

Die Rohkost-Faustregel

Obst sollte immer und Gemüse etwa zur Hälfte in roher Form gegessen werden. Das kommt den Vorlieben der Kinder entgegen, denn viele lieben Knabbergemüse und Obstsalat. Aber nicht jedes Kind verträgt alle Gemüsesorten im Rohzustand. Dann muss das jeweilige Gemüse bissfest gegart werden. Ein Teil des Gemüses sollte ohnehin immer gekocht verzehrt werden, da manche Inhaltsstoffe so besser verwertbar sind. Beispiele dafür sind das Provitamin A aus Möhren oder die Stärke aus Kartoffeln.

Linsen, Bohnen, Kohl – geht das gut?

Es gibt einige Gemüsesorten, die mehr oder weniger starke Blähungen verursachen können. Jedes Kind reagiert anders. Sollte Ihr Kind Verdauungsprobleme haben, streichen Sie das jeweilige

Achtung!
Hülsenfrüchte, grüne oder gelbe Bohnen müssen vor dem Verzehr unbedingt gekocht werden. Sie enthalten giftige Stoffe, die beim Erhitzen inaktiviert werden. Auch Hülsenfruchtkeimlinge immer blanchieren.

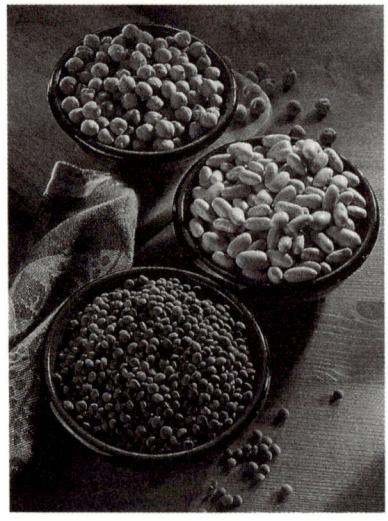

Kichererbsen (oben), dicke Bohnen (mitte), Linsen (unten)

Gemüse zunächst vom Speiseplan. Versuchen Sie es in regelmäßigen Zeitabständen erneut mit kleinen Mengen. Der Darm des Kindes verändert sich und somit auch die Verträglichkeit bestimmter Lebensmittel. Bieten Sie Kohl, Lauch oder Zwiebeln nur gekocht an. Kinder vertragen Linsengerichte oft besser als Speisen aus anderen Hülsenfrüchten.

In **Praxis spezial** auf Seite 96 finden Sie Tipps für den Fall, dass Ihr Kind oder ein anderes Familienmitglied kein Gemüse oder Obst essen mag.

Ist Tiefkühlgemüse okay?

Für den Fall, dass es schnell gehen muss oder im Winter und Frühjahr das Angebot begrenzt ist, ist Tiefkühlgemüse die beste Alternative. Aber naturbelassen sollte es sein. „Rahmgemüse" oder „italienische Gemüsepfanne" sind Zubereitungen, in denen sich unter anderem viel Fett verstecken kann, aus diesem Grund Frostgemüse pur vorziehen. Gemüse aus der Dose ist arm an Vitaminen und meist stark gesalzen – deshalb sollten Sie darauf verzichten.

Kann Obst Gemüse ersetzen?

Wenn Ihr Kind wenig oder zeitweise gar kein Gemüse anrührt, ist es sicher gut, wenn es frisches Obst isst. Es muss dann auf jeden Fall eine große Menge sein. Lassen Sie die Sache jedoch nicht auf sich beruhen. Führen Sie Ihr Kind immer wieder an Gemüse heran. Auf Dauer ist „nur Obst essen" keine Lösung. Denn bestimmte Stoffe stellt Gemüse besser zur Verfügung.

Sind Säfte ein Ersatz?

Reine Obst- und Gemüsesäfte sind immer dann akzeptabel, wenn es gar nicht anders zu gehen scheint. Ist Ihr Kind krank, leidet es kurzzeitig an Appetitlosigkeit oder ist am Ende des Winters nichts richtig Frisches mehr zu bekommen, dann darf es schon mal ein Glas verdünnter Saft sein. Dies sollte allerdings nicht zur Gewohnheit werden.

Kinder müssen lernen, Gemüse und Obst zu essen. Das bietet ihnen auf Dauer einen höheren Gesundheitswert. Außerdem mögen viele Kinder gar keinen Gemüsesaft. Die Folge ist, dass sie nur Obstsaft trinken – oft nur eine Sorte. Und das reicht nun wirklich nicht aus.

Frisches der Saison weckt Gelüste

Gemüse und Obst schmecken erst gut, wenn sie richtig reif sind. Reifes kommt nur auf den Markt, wenn es Saison hat. Deshalb lassen Sie sich beim Einkauf von Gemüse und Obst vom Saisonkalender leiten. Wenn Sie die Saisonfrüchte dann auch noch aus möglichst nahe gelegenen Regionen nehmen, tun Sie damit zugleich eine ganze Menge für unsere Umwelt.

In **Praxis spezial** auf Seite 106 finden Sie die Adresse des aid. Dort können Sie einen „Saisonkalender für Obst und Gemüse" bestellen.

Milch – eine stetige Begleiterin

Zu Zeiten unserer Großeltern war Milch manchmal das einzige Kindergetränk. Sie war auf dem Land immer verfügbar und galt schlichtweg als gesund. Heute scheint das einst positive Image der Milch zu bröckeln. Da gibt es die einen, die im Rahmen von Empfehlungen alternativer Ernährungsformen die Milch gänzlich meiden. Andere verzichten aus Angst vor Allergien darauf, ohne zu wissen, ob das Kind überhaupt ein Risiko für eine Milchallergie hat.

DIE AUSWAHL MACHT'S

Was ist drin?
In Milch steckt neben Eiweiß, Milchzucker und Fett vor allem Kalzium, das für Knochen und Zähne wichtig ist.

Geht es auch ohne Milch?

Nein, wenn Sie nicht nur die Milch, sondern auch Milchprodukte weglassen. Ja, wenn Ihr Kind keine Milch trinkt, dafür aber genug Joghurt, Dickmilch oder Käse isst. Milch zählt in unserem Kulturkreis zu den wichtigen Grundnahrungsmitteln. Wer sie seinem Kind vorenthält, bringt dadurch seine Kalziumversorgung in Gefahr. Von diesem Mineralstoff brauchen gerade Kinder eine ganze Menge. Bei einer Unterversorgung mit Kalzium ist der optimale Aufbau von Knochen und Zähnen während der Wachstumsphasen des Kindes nicht gewährleistet.

Ohne Milch und Milchprodukte auf die empfohlene Kalziummenge zu kommen, ist äußerst schwierig. Es verlangt Tag für Tag viel Rechnerei und den Einsatz von Lebensmitteln, die mit Kalzium angereichert sind. Auch Nüsse und Samen, allen voran Sesam, enthalten viel Kalzium. Kinder essen davon im allgemeinen jedoch nur wenig. Große Mengen sind aufgrund des hohen Fettgehalts auch gar nicht zu empfehlen. Nüsse und Samen können die Milch somit ergänzen, jedoch nicht ersetzen.

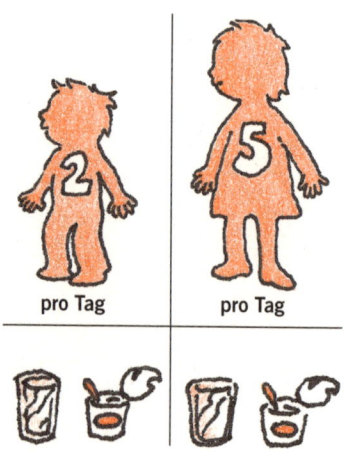

So viel Milch sollte es sein

Kinder bis zum sechsten Lebensjahr sollten zwei Gläser Milch (350 ml) pro Tag trinken. Die Milch kann gegen Milchprodukte getauscht werden. Dabei gilt: Milch gegen die gleiche Menge an Joghurt, Dickmilch, Buttermilch oder 100 ml Milch gegen eine halbe Scheibe Schnittkäse (15 g) wie

Gouda, beziehungsweise gegen 30 g Weichkäse wie etwa Camembert. Auf den Tag verteilt heißt das zum Beispiel: ein Glas Milch und ein Becher Joghurt oder eine Scheibe Käse und ein Becher Joghurt.

Die Milchfett-Regel

In Milch und Milchprodukten steckt Milchfett. Je mehr, desto sahniger sind sie. Das schmeichelt zwar dem Gaumen, zu viel davon ist aber der Gesundheit nicht förderlich. Es ist besser, bei Milch und Joghurt Produkte mit 1,5 Prozent Fett und bei Käse solchen mit 45 Prozent Fettanteil in der Trockenmasse zu nehmen.

Bunte Kinderwelt im Milchregal

Sie sehen bunt aus, tragen witzige Namen, sind klein und handlich, manchmal gibt's Aufkleber oder ein kleines Spielzeug dazu, und alle lieben sie: Kinderjoghurts, die manchmal gar keine Joghurts sind – sondern zum Beispiel Quarkzubereitungen. Und das bringt Nachteile, denn Quark enthält weniger Kalzium als Joghurt. Deshalb sind manche Produkte mit Kalzium angereichert. Sie enthalten außerdem mehr Fett, und von Früchten kann kaum die Rede sein.

Neben den Quarkzubereitungen stehen noch eine Fülle anderer lustiger Produkte im Milchregal. Die bunte Vielfalt lässt keine allgemeine Beurteilung zu. Deshalb müssen Sie genau hinsehen und die Zutatenliste lesen. Steckt da überhaupt noch Milch drin? Oder ist das Ganze eher eine Süßigkeit, die als gesunder Snack getarnt ist?

Bleiben Sie bei Milch und „normalem" Joghurt – mal mit, mal ohne Frucht oder mischen Sie Natur- und Fruchtjoghurt halb und halb. Lassen Sie Ihre Kinder Fruchtquark mit frischen Früchten selber rühren. Beides ist die bessere Alternative.

Tipp
Kostenmäßig und ökologisch betrachtet schneidet der große Joghurtbecher besser ab. Vor allem die Kinderquarkportionen sind in der Regel viel kleiner. Sie brauchen also mehr davon.

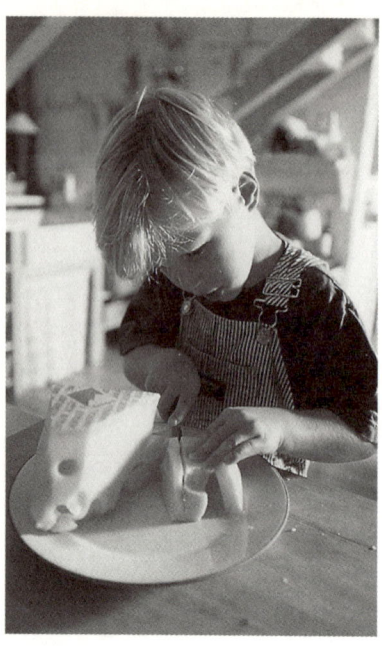

Welchen Käse sie am liebsten essen, entscheiden Kinder selbst

Alles Käse – oder was?

Frischkäse ist häufig der erste Brotbelag für Kleinkinder. Er rutscht nicht vom Brot, schmeckt mild und ist saftig. Nach und nach kommen auch Hart-, Schnitt- und Weichkäse dazu, und das ist gut so, denn diese Käsesorten haben einen wesentlich höheren Kalziumgehalt als Frischkäse. Was die Sorten betrifft, darf der Geschmack entscheiden (Ausnahme Rohmilchkäse!). Für manche darf's nicht würzig genug sein, anderen ist schon ein normaler Gouda zu kräftig. Entdecken Sie zusammen mit Ihren Kindern die Käsesorten anderer Länder und machen Sie sie mit dem Geschmack von Käse aus Kuhmilch, Schaf- und Ziegenkäse vertraut.

Keine Rohmilch!

Rohmilchkäse gilt unter Feinschmeckern zwar als besondere Delikatesse, für Kleinkinder ist er aber nicht geeignet. Rohmilch enthält nämlich mitunter auch unerwünschte Keime, die für gesunde Erwachsene in der Regel harmlos sind. Kleinkinder sind jedoch anfälliger. Deshalb sollten sie auch keine Rohmilch (inklusive Vorzugsmilch) erhalten. Nehmen Sie für kleine Kinder daher nur pasteurisierte Milch, H-Milch oder abgekochte Rohmilch.

Fleisch, Fisch und Ei – ab und zu dabei

Fleisch, Wurst, Fisch und Ei werden heute in großen Mengen produziert und gegessen. Das wirkt sich auf Qualität, Umwelt und Gesundheit aus. Es ist wichtig, Kindern einen bewussten Umgang mit diesen Lebensmitteln zu zeigen.

Was ist drin?
In tierischen Lebensmitteln steckt viel hochwertiges Eiweiß, in Fleisch zusätzlich Eisen und in Fisch Jod. Cholesterin und Fett schlagen negativ zu Buche.

Nur Pflanzliches – die bessere Alternative?

Die Frage lässt sich nicht einfach mit Ja oder Nein beantworten. Ist die Ernährung zu extrem, und es kommen nur noch Getreide, Gemüse und Obst auf den Tisch, werden Kinder langfristig unterversorgt. Das ist unverantwortlich. Milch, Milchprodukte und Eier gehören zu einer ausgewogenen Ernährung und müssen auf jeden Fall dabei sein. Und viel Frisches und Vollkörniges gehört dann ebenfalls auf den Speiseplan. Denn „Puddingvegetarier" leben keineswegs gesünder.

Wie viel Fleisch und Wurst sollten es sein?

Für Kinder wie Erwachsene werden drei Fleischmahlzeiten pro Woche empfohlen. Die Portion ist für Kinder bis zu drei Jahren etwa 70 g schwer, das ist ein halbes Schnitzel oder eine kleine Hähnchenkeule. Vier- bis Sechsjährige dürfen 90 g dreimal pro Woche essen. Für beide Altersgruppen gilt: Sieben dünne Scheiben

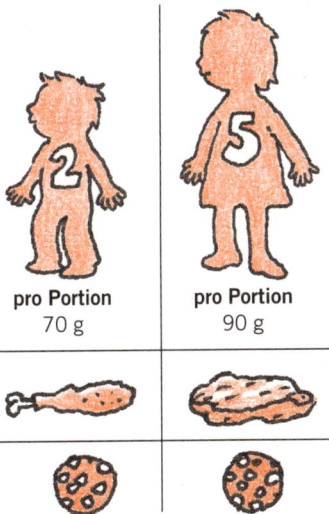

pro Portion
70 g

pro Portion
90 g

Wurst pro Woche, nach Belieben auf die Tage verteilt, genügen. Viele Nährstoffe stecken in geballter Form im Fleisch, deshalb reichen kleine Mengen davon aus. Im Gegensatz zu den Erwachsenen essen die meisten kleinen Kinder nicht zu viel Fleisch und Wurst. Drängen Sie sie nicht zu mehr.

Welches Fleisch darf es sein?

Innereien
Auch kleine Kinder können sie essen. Aufgrund der hohen Schadstoffbelastung sollten sie allerdings nicht häufiger als alle 14 Tage auf den Tisch kommen.

Die Wahl der Sorte ist eine Frage des Geschmacks, magere Stücke sind für alle Familienmitglieder von Vorteil. Kleine Kinder finden es manchmal noch recht anstrengend, Fleisch zu kauen. Würstchen dagegen lieben die meisten. Sie sind fix und fertig und müssen nur noch gebraten oder erhitzt werden. Leider steckt in ihnen recht viel Fett, viel Salz und stark gewürzt sind sie obendrein. Deshalb sollte es lieber öfter mageres Hackfleisch oder weiches Hühnerfleisch anstelle von Würstchen geben.

Wurst – nicht so fett bitte

Da üblicherweise mehr fettreiche als fettarme Wurstsorten auf dem Familientisch landen, essen Kleine genau wie die Großen zu viel Fett. Nicht nur im Interesse Ihrer Kinder sollten Sie deshalb beim Einkauf von Wurstwaren den Fettgehalt im Auge behalten und zu mageren Sorten greifen. Dazu zählen Geflügelwurst, Corned Beef, Jagdwurst, Bierschinken und gekochter oder roher Schinken ohne Fettrand. Lassen Sie Wurst und Schinken dünn schneiden. Ihre Familie wird den Millimeter weniger kaum bemerken, und Sie verschieben damit das Verhältnis zu Gunsten des Brotes.

So viel Fisch sollte es sein

Einmal pro Woche gehört Fisch, am besten Seefisch, auf den Tisch! Für Kinder bis zu drei Jahren ist die Portion etwa 70 g schwer, für Vier- bis Sechsjährige etwa 100 g. Nutzen Sie die Viel-

FLEISCH, FISCH UND EI – AB UND ZU DABEI

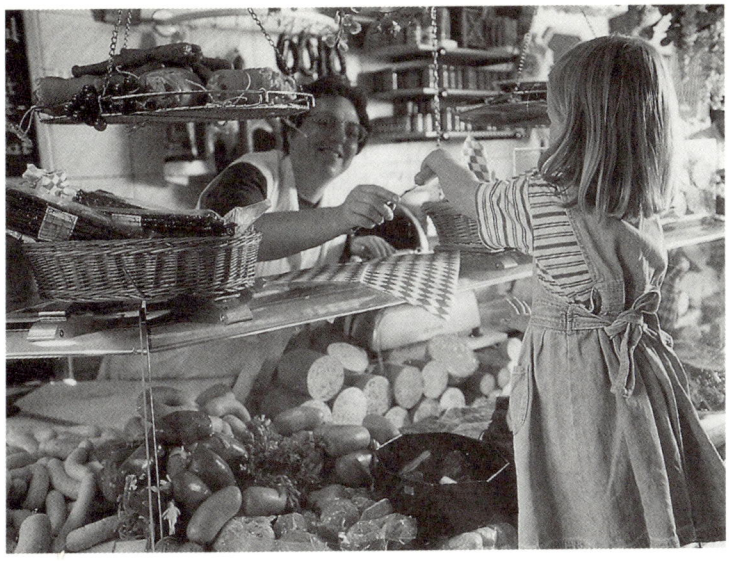

Sieben Scheiben die Woche – auch eine geschenkte Wurst zählt mit

falt – Fisch ist nicht gleich Fisch. Ein Heilbutt schmeckt anders als eine Forelle, ein gebratener Fisch anders als einer aus der Folie. Das ist übrigens ein großer Nachteil der Fischstäbchen. Hier schmeckt in erster Linie die Panade – und nicht der Fisch (Rezept-Ideen auf Seite 104 f.).

Salz mit Jod – die Ergänzung

Das, was wir an Jod aus Lebensmitteln zu uns nehmen, reicht nicht aus. Aus diesem Grund sollten Sie ausschließlich jodiertes Speisesalz verwenden. Aber sparsam, denn auch Jodsalz ist Salz! Fragen

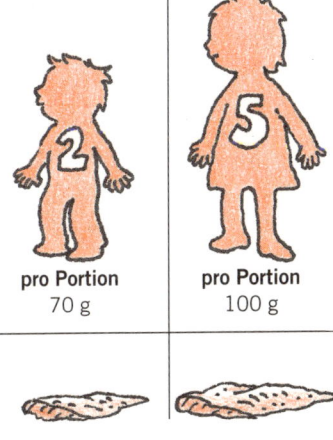

pro Portion 70 g | pro Portion 100 g

In Praxis spezial auf Seite 97 finden Sie Tipps zum Umgang mit den „Fisch-Scheuen" in Ihrer Familie.

55

Sie beim Bäcker und Metzger nach Produkten, die mit Jodsalz hergestellt werden.

Eier – eine runde Sache

Eier schmecken und sind bei vielen Kindern beliebt. Doch auch für sie gilt: Sie enthalten recht viel Fett (vor allem das Eigelb). Außerdem, und das trifft auf Eier genauso wie auf Fleisch und Wurst zu: Wird zu viel davon gegessen, haben die anderen Lebensmittel das Nachsehen. Deshalb reichen zwei Eier die Woche.

Rohes ist tabu

Rohe Eier, die in Süßspeisen oder in selbst gemachte Mayonnaise wandern, können Salmonellen enthalten und Ihren Kindern schaden. Diese Dinge sollten Sie deshalb vom Speiseplan der Kinder streichen. Ebenso Carpaccio aus Fisch und Fleisch – sie können keimbelastet sein.

Süsses und Fettes – Genuss mit Mass

Ganz auf der Linie des Kindergeschmacks: Pommes mit Mayo, Cola, Kaubonbons, süße Stückchen und Eis. So verschieden diese Lebensmittel auch sind, sie haben eines gemeinsam: viel Fett oder viel Zucker oder beides zugleich, aber nur sehr wenig oder gar keine wichtigen Nährstoffe. Solche Lebensmittel schmecken „einfach gut", aber lösen in Familien häufig Streit aus.

Der Hang zum Süssen

Selbst Kinder, die in den ersten Lebensjahren ganz ohne Süßigkeiten aufwachsen, lieben sie, sobald sie welche kennen lernen. Denn die Vorliebe für Süßes ist uns Menschen angeboren. Allerdings sagt dies noch nichts darüber aus, wie süß etwas sein muss, damit es uns schmeckt. Das nämlich wird im Laufe der Zeit erlernt. Süßigkeiten rigoros zu verbieten heißt einerseits, die Bedürfnisse des Kindes zu ignorieren, andererseits die Attraktivität von Süßigkeiten zu erhöhen. Außerdem lernt Ihr Kind so nicht mit Genussmitteln vernünftig umzugehen. Dazu zählen später ja auch Alkohol oder Nikotin.

In Praxis spezial auf Seite 93 finden Sie Tipps zum Umgang mit Süßem.

Fett und Zucker spielen Verstecken

Der Löwenanteil dessen, was an Fett und Zucker gegessen wird, kommt im Schlepptau mancher Lebensmittel daher. Alles ist gut versteckt – einfach nicht mehr zu sehen. Lediglich der Geschmack und die Konsistenz deuten noch darauf hin: süß oder kremig, manchmal auch knusprig, zum Beispiel bei Panade. Und da Zucker und Fett gut harmonieren, kommen sie in sehr vielen Süßigkeiten, zum Beispiel in Schokolade, auch gemeinsam vor.

Zucker macht dick? Fett macht dick!

Auf der Suche nach den Ursachen des Übergewichts kommt man daran nicht vorbei, dass langfristig jedes Zuviel dick macht. Allerdings geht das mit Fett wesentlich schneller als mit Zucker, der erst in Fett umgewandelt werden muss. Wird viel Zucker und auch viel Fett gegessen, wird letzteres in erster Linie gespeichert. Es ist also vor allem das Fett, das entscheidend ist, und viele Süßigkeiten enthalten eine Menge davon.

Risiko Fett!
Fett hat doppelt so viele Kalorien wie Zucker. Eine hohe Fettaufnahme birgt gesundheitliche Risiken.

Süsses und Knabberzeug machen satt

Zucker ist ein Kohlenhydrat, ebenso wie Stärke. Beide geben Energie und machen satt. In stärkereichen Lebensmitteln stecken im Gegensatz zu den Süßigkeiten aber auch Vitamine und Mineralstoffe. Isst sich Ihr Kind anstelle von Brot, Kartoffeln, Gemüse und Obst an Süßigkeiten, Chips und Co. satt, kommen viele wichtige Nährstoffe zu kurz. Auch das darin enthaltene Fett trägt zur Sättigung bei.

Zahnkiller Karies

Zucker ist Nahrung für die Kariesbakterien. Doch ob Karies entsteht, hängt unter anderem davon ab, wie oft Zucker gegessen wird, wie lange er im Mund bleibt und wie gut die Mundhygiene ist. Ein zügig gekautes Gummibärchen ist so gesehen besser als ein Lutscher oder Bonbon. Die beste Vorsorge gegen Karies: Nach dem Naschen – und überhaupt nach jeder Mahlzeit – gründlich die Zähne putzen oder unterwegs einen zuckerfreien Kaugummi kauen.

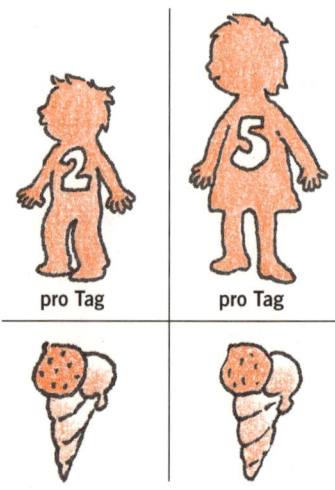

Wie viel Süssigkeiten und Knabberzeug dürfen es sein?

Rechnen Sie pro Tag höchstens 50 g Süßigkeiten oder Knabbereien. Das entspricht in etwa zwei Kugeln Eis, einer halben kleinen Tüte Erdnussflips oder einem Stück Kuchen. Wechseln Sie auch beim Naschen ab: öfter mal Fettfreies wie Bonbons oder Gummibärchen.

Kleine Mengen an Fett und Zucker pur

Zum Süßen in der Küche oder am Tisch reicht ein Esslöffel Zucker oder Honig täglich pro Kind aus.

Bei Butter, Margarine oder Öl genügen täglich eineinhalb bis zwei Esslöffel Fett pro Kind. Verwenden Sie Sonnenblumen- oder Olivenöl. Es enthält wertvolle ungesättigte Fettsäuren, die Ihr Kind zum optimalen Wachstum braucht.

Die „besseren" Süssigkeiten

Manche Süßigkeiten enthalten anstelle des Zuckers Süßstoffe oder Zuckeraustauschstoffe. Sie schaden den Zähnen im allgemeinen nicht. In großen Mengen sind sie jedoch nicht unproblematisch. Die Zuckeraustauschstoffe zum Beispiel wirken dann abführend (zu Süßstoffen siehe auch die Seiten 15 und 40). Unter dem Gesichtspunkt Zahngesundheit sind es allerdings die besseren Naschereien.

Manche Süßigkeiten sind mit Vitaminen und Mineralstoffen angereichert. Die Mengen dieser Nährstoffe darin sind jedoch gering, und Zucker und Fett können diese Genussmittel trotzdem enthalten. Es bleiben also Naschereien.

Auch in Bioläden und Reformhäusern finden Sie eine ganze Reihe Süßigkeiten. Sie enthalten in der Regel weniger oder keine Farb- und Aromastoffe, der Honig-, Zucker- und Fettgehalt ist aber auch hoch.

Trotzdem wenig
Zahnfreundlich, mit Vitaminen oder „Bio" – auch diese Süßigkeiten sind kein Freibrief zum Naschen.

Vom Lebensmittel zur Mahlzeit

Ess-Alltag

Das tägliche Chaos
Umstürzende Gläser, Essen, das vom Löffel fällt, Krümel auf dem Boden, pappige Stühle – all das ist mit Kleinkindern normal.

Wenn der Brei die Flasche oder die Brust ablöst, lernt das Kind den Rhythmus und den unterschiedlichen Charakter einzelner Mahlzeiten kennen. Im Laufe der Zeit behauptet es seinen Platz am Familientisch und isst mit. Damit ändert sich auch die Auswahl der Speisen mehr oder weniger stark, vorausgesetzt man respektiert die Bedürfnisse des Kindes. Wenn Eltern und Kinder gemeinsam essen, werden sich vielleicht die Essenszeiten verschieben und die Mahlzeiten länger dauern.

Horrorszenario: Was koche ich heute?

Zeit sparen
Nicht alle Mahlzeiten brauchen viel Vorbereitungszeit. Für die kleinen Mahlzeiten zwischendurch sollten Sie keinen großen Aufwand betreiben.

Eine große Herausforderung für viele junge Mütter oder Väter ist es, regelmäßig fünf Mahlzeiten auf den Tisch zu bringen. Vor allem jene, die „vor dem Kind" häufig außer Haus gegessen haben, empfinden diese Umstellung besonders stark. Nun sollen sie selbst kochen, jeden Tag. Eine „anständige" Mahlzeit soll es sein, die allen schmeckt, gesund ist und rechtzeitig auf dem Tisch steht. Ist das überhaupt zu schaffen? Wir meinen Ja.

Räumen Sie zunächst mit der Vorstellung auf, die Zubereitung einer vollständigen Mahlzeit sei immer kompliziert und überaus zeitaufwendig. Das muss nicht so sein. Meistens genügen wenige Zutaten. Dass es schmecken kann, das sieht man am Kinderklassiker Spaghetti mit Tomatensauce – zusammen mit Gemüsesticks eine vollständige Mahlzeit. Allerdings: ohne Planung geht es nicht.

ESS-ALLTAG

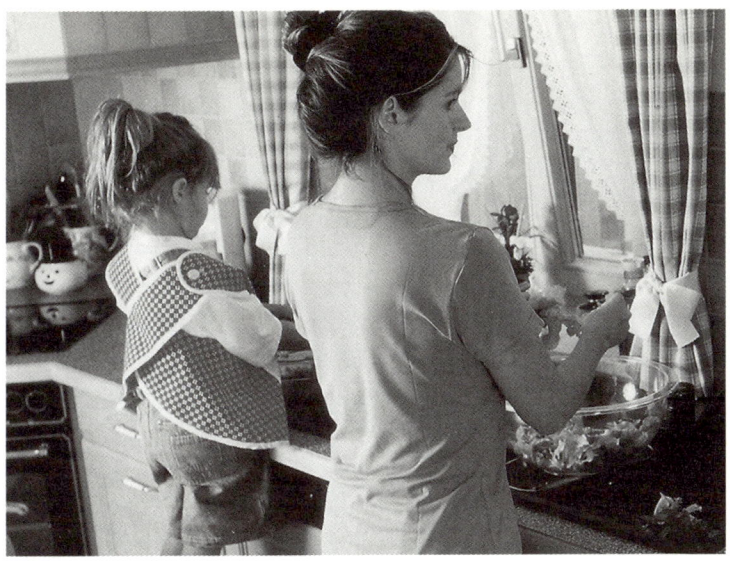

Die Kleinen wollen beim Kochen dabei sein

Stressfaktor Zeitmangel

Einkaufen und Kochen brauchen Zeit. Da lässt sich nichts beschönigen. Zwar können Sie mit Mikrowelle und Schnellkochtopf, durch gezielte Planung und Vorbereitung einiges einsparen, trotzdem muss man etwas Zeit erübrigen. Und Zeit ist in vielen Familien knapp. Selbst kleine Kinder haben schon Termine – Spielkreis, Turnen, Kindergarten. Hinzu kommen die Bedingungen, welche die Berufstätigkeit der Eltern stellt. Kochen im Beisein kleiner Kinder ist außerdem immer wieder ein Abenteuer. Meist wollen die Kinder in der Nähe der Eltern sein, mitkochen, zuschauen, mit den Töpfen und Schüsseln spielen, Aufmerksamkeit haben. Da braucht man selbst für Nudeln mit einer Fertigsauce und Salat eine knappe halbe Stunde. Darunter geht es nicht. Gibt man Zutaten wie frischem Gemüse den Vorzug, dann ist vor allem das Putzen und Kleinschnippeln recht zeitaufwendig. Rechnen Sie im Durchschnitt mit etwa 45 Minu-

Einkauf ohne Geschrei
Für Kinder die im Supermarkt nach Süßem quengeln: Probieren Sie es mit einer exotischen Frucht als Alternative. Oder kaufen Sie alle Zutaten für eine Nachspeise, die Sie dann gemeinsam mit Ihrem Kind zubereiten.

ten für ein einfaches Gericht. Wenn es mittags eng wird, sollten Sie die warme Mahlzeit vielleicht auf den Abend verschieben, morgens schon einiges vorbereiten oder auf Tiefkühlprodukte zurückgreifen.

Mit Planung ans Ziel

Einen Wochenplan zu erstellen mag Ihnen zwar lästig und antiquiert erscheinen, ist in einem Haushalt mit Kindern aber unentbehrlich. Der Wochenplan erspart nämlich das nervenaufreibende: „Was koche ich heute?" Was auf den Tisch kommt, wird vorher festgelegt.

So gehen Sie am besten vor: Entscheiden Sie zunächst, welche warmen und kalten Hauptgerichte es in der nächsten Woche geben wird. Am besten lassen Sie sich dabei vom saisonalen Angebot an Obst und Gemüse inspirieren. Steht der Plan, schreiben Sie den Einkaufszettel. Gehen Sie die restlichen Mahlzeiten in Gedanken durch: Was brauchen wir fürs Frühstück, fürs Abendessen …? Sind noch ausreichend Getränke im Haus? Dann überprüfen Sie Ihre Vorräte und ergänzen Ihre Einkaufsliste bei Bedarf. Legen Sie fest, wann etwas gekauft wird und wer dafür zuständig ist.

Auf Vorrat: Kartoffeln, Nudeln, Reis, Mehl, Hülsenfrüchte, Tomaten in Dosen, Gewürze etc.

Einmal wöchentlich: Käse, Milchprodukte und Eier

Zweimal wöchentlich: Milch, Gemüse und Obst

Je nach Bedarf täglich: frischen Fisch, frisches Fleisch, Wurstwaren und Salat

Es kommt alles anders

Auch die beste Wochenplanung schützt nicht davor, dass an manchen Tagen alles durcheinander gerät. Zum Kochen reicht dann die Zeit nicht oder man hat auf das Geplante überhaupt keine Lust mehr.

Für solche Fälle sollten immer alle Zutaten für ein schnelles Lieblingsgericht im Haus sein. Bei uns sind das Spaghetti mit Pesto, in manchen Familien Pfannkuchen mit verschiedenen süßen oder pikanten Füllungen, in anderen vielleicht Milchreis. Wichtig ist, dass es allen schmeckt. Wer darauf nicht zurückgreifen kann, dem bleibt noch das belegte Brot oder der Lieferservice der Pizzeria.

Wenn's schnell gehen muss

Für solche Fälle sollten immer zwei bis drei Pakete Tiefkühlgemüse (Produkte ohne Sauce) auf Eis liegen. Zusammen mit Kartoffeln oder Nudeln ist daraus schnell ein Essen gekocht, zum Beispiel eine Gemüsesuppe oder ein Gemüsegratin.

Zum Auftauen hilfreich ist ein Mikrowellengerät. Es eignet sich auch zum Erwärmen und Garen, aber nur bei kleinen Lebensmittelmengen. Wenn Familienmitglieder zu unterschiedlichen Zeiten essen müssen, ist die Mikrowelle ideal.

Zeitsparend ist auch ein Schnellkochtopf, vor allem bei Lebensmitteln, die eine längere Kochzeit haben, zum Beispiel bei Gulasch, Bohnen- oder Erbsensuppe.

Arbeit teilen
Einkaufsgemeinschaften verteilen die Arbeit auf mehrere Schultern. Sie sind vor allem für Familien zu empfehlen, die ihr Gemüse und Obst bei einem Bauern der Region einkaufen wollen.

Essen am Vormittag

Wenn Kinder morgens aufstehen, sind ihre Reserven aufgebraucht und ihr Magen ist leer. Die meisten sind jedoch gleich voll im Einsatz: Spielen, Toben, auf zur Tagesmutter oder ab in den Kindergarten. Das braucht viel Kraft. Die kann nur ein gutes Frühstück liefern. „Frühstücke wie ein König", so heißt es zwar, aber das sollten Sie gelassen sehen. Kinder müssen keine Riesenportionen vertilgen. Wichtig ist, sie essen überhaupt etwas bevor ihr Tag beginnt, sonst kommen sie schwer aus den Startlöchern und machen schnell schlapp.

Frühstückskiller Zeitnot

Für Frühstücksmuffel
Bieten Sie verschiedene Frühstücksvarianten an. Dann kann man wählen, was man am liebsten mag. Frühstück am Wochenende sollte ein besonderes Familienereignis sein. Es macht Lust auf das Alltagsfrühstück.

Zu wenig Zeit am Morgen macht jede Bemühung um ein Frühstück zunichte. Nehmen Sie sich Zeit, mit Ihrem Kind zu frühstücken. Legen Sie die Zeitung oder die Unterlagen aus dem Büro beiseite und stellen Sie das Radio etwas leiser. Versuchen Sie eine entspannte Atmosphäre zu schaffen. Dazu kann es nötig sein, dass alle früher aufstehen müssen – meist reichen schon 15 Minuten. Gerade Kinder, die sich morgens schwer tun, kommen mit „Los nun iss schon! Trink doch endlich deine Milch! Beeile dich!" nicht zurecht – am Ende essen sie gar nichts. Sicher machen Sie aus einem Frühstücksmuffel keinen strahlenden Frühstücksfan, aber zwischen diesen Extremen ist einiges möglich.

Und später noch mal frühstücken

Egal ob daheim oder im Kindergarten, auf jeden Fall sollte es ein zweites Frühstück geben. Es hilft, den für Kinder sehr langen Zeitraum bis zum Mittagessen zu überbrücken. Um wie viel Uhr und welche Menge gegessen wird, hängt vom ersten Frühstück ab. Wer früh morgens isst wie ein Spatz, der schlägt am Vormittag richtig zu. Ein „kleiner Vielfraß" am Morgen braucht später umso weniger. Für Morgenmuffel ist ein ordentliches zweites Frühstück die wichtigste Mahlzeit des Tages.

Abwechslung ist selten

Frühstücken in Deutschland, das heißt von Montag bis Freitag immer das Gleiche auf nüchternen Magen. Nur am Wochenende kann es dann schon mal etwas anderes sein. Ist das tragbar? Wer das Richtige (siehe Seite 66) isst, der kann beruhigt jeden Tag das Gleiche frühstücken. Dennoch: Viele Kinder mögen öfter mal etwas anderes. Schließlich müssen sie ja erst probieren und herausfinden, welche Frühstücksvariante ihnen am besten schmeckt.

Müsli kontra Brötchen

Was ist besser? Darüber wird gern gestritten. Nun: Vollkornmüsli hält lange vor, aber das tut Vollkornbrot auch. In Marmelade steckt viel Zucker, aber das trifft auch auf viele Frühstücksflocken zu. Nicht weg zu diskutieren ist, dass ein Butterbrot mit Wurst oder Käse oder gar Nussnougatcreme mehr Fett enthält als Getreideflocken mit Milch. Wenn an der Butter gespart wird und Marmelade oder Nussnougatcreme sich mit magerer Wurst und Käse abwechseln, kommt im Mittel ein gutes Frühstück dabei heraus. Für süße Frühstücksflocken gilt, sie mit neutralen Haferflocken oder den wenig gesüßten Cornflakes zu mischen. Und auf einen gewissen Vollkornanteil sollte man sowohl bei Brot und Brötchen als auch bei Frühstücksflocken achten.

Für übergewichtige Kinder...
... sind Frühstücksflocken oder Müsli ohne Nüsse mit fettarmer Milch aufgrund der besseren Fettbilanz auf jeden Fall dem reichhaltig belegten Brötchen vorzuziehen.

Das Ruckzuck-Frühstück

Wenn wir verschlafen haben oder mal besonders früh aus dem Haus müssen, kommen Haferflocken, Cornflakes und andere Frühstücksflocken, Milch, Glasschüsseln und Löffel auf den Tisch. Jeder mixt sich fix seine Spezialmischung. Dazu trinken

VOM LEBENSMITTEL ZUR MAHLZEIT

Mit einem Frühstücks-Müsli sind Ihre Kinder bestens versorgt!

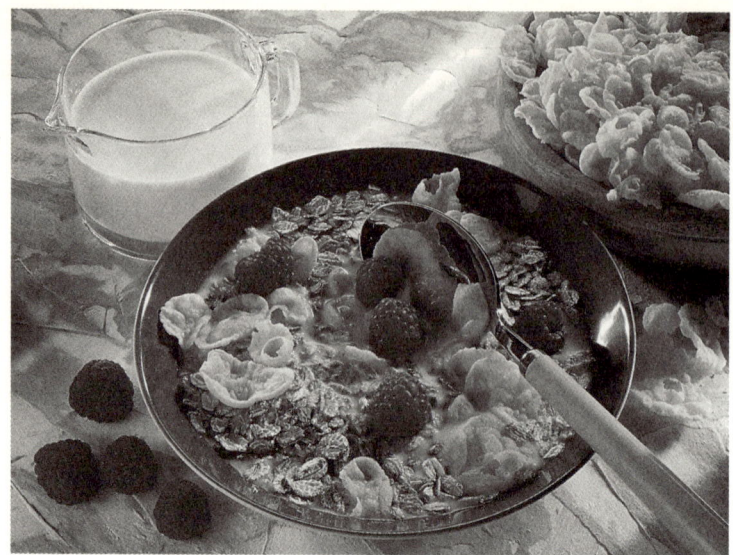

wir ein Glas verdünnten Obstsaft. Auf diese Weise sind alle binnen kurzer Zeit bestens versorgt.

Die Frühstücks-Faustregel

In Praxis spezial auf Seite 98 finden Sie einfache Maße, um die Mengenverhältnisse für das Brotfrühstück richtig abschätzen zu können.

Es ist egal, ob Ihr Kind sich mit der Brötchenliga oder eher mit der Müslifraktion anfreunden kann. Wichtig ist, ein ideales Frühstück besteht aus drei Komponenten:
1. *Brot oder Frühstücksflocken*
2. *Milch, Joghurt oder Käse*
3. *frisches Obst oder Gemüse*

Daraus können Sie schon eine ganze Menge Variationen stricken. Landet genügend Milch in der Müslischüssel oder wird Joghurt gegessen, kommen durchaus Tee, Wasser oder verdünnte Fruchtsäfte als Getränk infrage. Obststückchen oder Beeren passen zum Müsli oder werden einfach hinterher gegessen. Gurkenscheiben, kleine Tomaten oder Karotten werden zum Brot geknabbert. Im Winter wird Frisches öfter durch verdünnte Obst- oder Gemüsesäfte ersetzt.

Die Brotmahlzeit – mittags oder abends

„Kommt ihr bitte – das Abendbrot ist fertig!", mit diesen Worten riefen uns unsere Mütter zum Abendessen. Traditionell gab es abends belegte Brote. Heute ist manches anders. Immer öfter sind beide Elternteile berufstätig, kommen erst mittags oder abends heim. Sie stellen die Frage: „Muss mein Kind mittags warm und abends kalt essen?" Eine warme Mahlzeit pro Tag sollte sein. Wann der richtige Zeitpunkt ist, ergibt sich aus dem Tagesablauf der Familie. Mittags Brot, abends warm – kein Problem.

Die Abendmahlzeit
Sie soll nicht zu üppig und leicht verdaulich sein. Das heißt, wenig Fleisch, Wurst und Eier und nicht zu viel fetten Käse. Zeitig essen, damit das Kind vor dem Zubettgehen noch Bewegung hat.

Belegtes Brot – Helfer in der Not

Zum Frühstück, im Kindergarten, auf dem Spielplatz, beim Einkauf, auf Reisen, am Nachmittag, zum Mittag- oder Abendessen – die Stulle ist immer richtig. Dennoch kommt das belegte Brot mehr und mehr aus der Mode. Dabei gehört es quasi unter die Rubrik „Fast Food", weil es schnell zubereitet und stets griffbereit ist. Zeigen Sie Ihrem Kind, dass Brot gut schmeckt und sehr variabel sein kann. Die Voraussetzungen sind günstig. Denn Brot gehört zur ersten festen Nahrung, die Ihr Kind lieben lernt. Später sind belegte Brotstückchen das erste, was es selbst mit der Gabel essen kann. Viele Kinder sind zu Beginn ihres zweiten Lebensjahres richtige Brotfans – bauen Sie diese Vorliebe aus.

Brot tut gut
Es gibt Lebensmittel, von denen sollte man bedeutend mehr verzehren als von anderen – Vollkornbrot gehört dazu.

Individualität ausleben

Oft wird die Brotmahlzeit zum wenig beachteten Stiefkind. Der Tisch ist lieblos gedeckt, der Käse harrt im Wachspapier aus, die

Wurst versteckt sich in der Dose, Tomaten und Gurkenscheiben bleiben gleich ganz im Kühlschrank. Und dann gibt es immer die gleiche Sorte an Brot, Wurst und Käse. Dabei bietet gerade die Brotmahlzeit die beste Möglichkeit, dass jeder auf seinen Geschmack kommt. Brot ist die Grundlage für den Belag der Wahl. Alle sind zufrieden, keiner murrt – zumindest nicht über das Essen.

Selbstständigkeit ist angebracht

Manchmal wird Kindern viel zu lang der Umgang mit dem Messer verwehrt. Ohne Grund. Bei stumpfen Kindermessern oder einem Buttermesser ist kaum eine Verletzungsgefahr gegeben. Lassen Sie Ihr Kind möglichst früh selber schmieren. Und überlassen Sie ihm die Auswahl des Belages, auch wenn Sie das Brot belegen. Wenn das Richtige auf dem Tisch steht, kann gar nichts schief gehen. Ein Kindergartenkind kann entscheiden, was auf dem Pausenbrot liegen soll, und sich frisches Obst oder Gemüse selbst aussuchen.

Faustregel für die Brotmahlzeit

Die ideale Brotmahlzeit besteht aus drei Komponenten:

In **Praxis spezial** *auf Seite 98 finden Sie einfache Maße, um die Mengenverhältnisse richtig abschätzen zu können.*

1. *Brot oder Brötchen*
2. *pikanter oder süßer Brotbelag*
3. *frisches Obst oder Gemüse*

Roggen-, Dinkel- und Weizenbrot wechseln sich ab. Essen Sie überwiegend Vollkornbrot. Darauf kommt ein wenig Streichfett. Es muss nicht immer nur Butter oder Margarine sein. Milder Senf, Crème fraîche oder Frischkäse sind fettärmere Alternativen. Ziehen Sie die Rahmstufe der Doppelrahmstufe vor. Alle Streichfette auf jeden Fall sparsam verwenden. Ein halber Esslöffel Butter muss für alle Brotmahlzeiten des Tages ausreichen. Streichwurst und Weichkäse kommen direkt aufs Brot. Wurst-

und Käsescheiben sind dünn. Richtig dick wird nur das Brot geschnitten. Obstschnitze und Gemüsestücke bereichern jede Brotmahlzeit.

Brot als Proviant

Handlich muss das Brot sein: Die Klappstulle ist die beste Form – die Hände bleiben sauber und nichts fällt herunter. Vorausgesetzt, Brot und Belag kleben gut zusammen. Mundgerecht muss das Brot sein: Dreistöckige Brötchenburger passen in keinen Kindermund. Gut verpackt muss es sein: In einer Brotdose überlebt es den Transport am besten. Matschige, klebrige Einzelteile machen wenig Lust darauf. Appetitlich sollte das Brot auch noch nach einigen Stunden sein: Ein Belag, der sich in Geruch und Farbe verändert, sieht nicht mehr ansprechend aus und schmeckt

Unpraktisch
Für die Kleinen Gemüsestücke nicht auf das Brot legen. Sie quetschen heraus und fallen herunter. Gemüse und Obst immer separat einpacken.

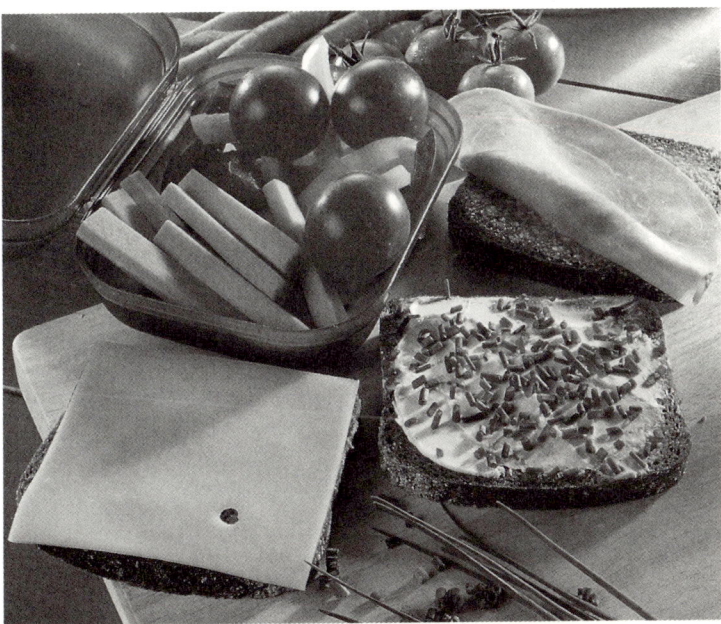

Pausenbrot nie solo – etwas Frisches ist immer dabei

auch nicht mehr gut. Also reifen, strengen Käse oder Streichwurst im Sommer lieber nicht auf das Pausenbrot legen.

Brotbelag – alles ist erlaubt

Ideal wäre es, wenn Käse, Kräuterquark, Wurst und Marmelade sich abwechseln. Realität ist: mehrmals täglich süßer Brotbelag. Gestehen Sie Ihrem Kind ein Brot mit Honig, Marmelade oder Nussnougatcreme pro Tag zu. Alle übrigen Brotmahlzeiten sind pikant. Wurst oder Käse muss nicht immer sein. Wenn Ihr Kind im Sommer gern ein Butterbrot mit Schnittlauchröllchen „beklebt", ist das in Ordnung. Auch vegetarische Brotaufstriche bringen Abwechslung.

Etwas Warmes – das muss sein

Machen Sie sich die Regel zu eigen: Einmal am Tag eine warme Mahlzeit! Das ist nicht immer zu bewerkstelligen. Wird Ihr Kind trotzdem gut versorgt? Um es ganz klar zu sagen: Ohne warme Mahlzeiten geht es nicht. Vor allem nicht auf Dauer. Aber wenn an dem einen oder anderen Tag nichts gekocht wird, nimmt Ihr Kind keinen gesundheitlichen Schaden.

Gute Gründe

> **Nur gekocht**
> Beim Erhitzen werden schädliche Stoffe zum Beispiel in Hülsenfrüchten zerstört. Die Stärke in Nudeln und Kartoffeln wird durch das Kochen erst verdaulich.

Mehreres spricht für die warme Mahlzeit. Da ist zum Beispiel die Vielfalt, die stark eingeschränkt wird, wenn man ausschließlich Rohes zu sich nimmt. Denn viele Lebensmittel können nur gekocht gegessen werden. Dazu gehören Kartoffeln, Nudeln, Reis, Hülsenfrüchte, Fleisch, Fisch oder Eier. Ein weiteres Argument für die warme Küche, das vor allem für Gemüse gilt: Viele Kinder schaffen die empfohlenen Mengen roh nicht. Außerdem schmeckt Gekochtes anders als Rohes, und dem Kind vielleicht so besser. Und nicht zuletzt: Auch die Verdaulichkeit der Lebensmittel wird beeinflusst. Solche mit vielen Ballaststoffen wie Kohl werden gegart besser vertragen.

Mengenveränderungen auf dem Teller

Das tägliche Stück Fleisch auf dem Teller war während und nach „mageren Zeiten" ein Zeichen zunehmenden Wohlstandes. Es wurde immer größer, dafür schrumpften die Portionen an Nudeln, Kartoffeln oder Klößen und die Menge an Gemüse. Sie lagen nur noch „bei". Das Stück Fleisch haben viele heute noch vor Augen, wenn sie an ein „anständiges" Essen denken und die warme Mahlzeit planen. Die Zeichen der Zeit stehen aber auf Veränderung! Vor allem die mediterrane Küche zeigt uns, dass man auch ohne Fleisch genießen kann. Und dass gemüsebetontes Essen gesünder ist, untermauern zahlreiche wissenschaftliche Untersuchungen.

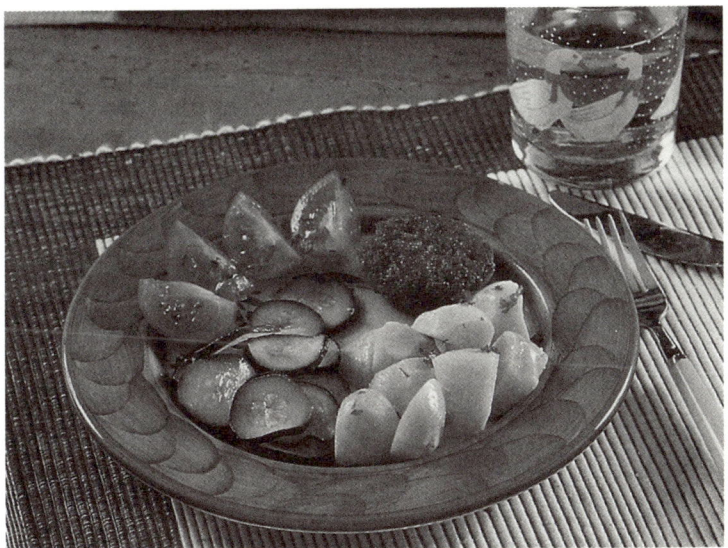

Gemüse und Kartoffeln nehmen den größten Platz ein

Fettarm – ein Vorteil für alle

In Praxis spezial auf Seite 99 finden Sie einfache Maße, um die Fettmenge im Auge zu behalten.

Übergewicht, zu hohe Blutfettwerte – das trifft auch auf immer mehr Kinder zu. „Auf's Fett achten" ist daher eine der wichtigsten Empfehlungen. Beim Kind müssen eineinhalb bis zwei gestrichene Esslöffel an Fett pro Tag ausreichen. Davon geht ein halber Esslöffel Butter oder Margarine für die Brote ab.

Doch kocht man nicht fürs Kind allein. Umgerechnet auf eine Familie (zwei Erwachsene, ein Kind) heißt das, es reichen fünf Esslöffel Öl insgesamt für Salat, fürs Gemüse, zum Braten und Dünsten von Fisch und Fleisch. Wer dieses Limit nicht überschreiten will, muss mit Fett sparsam haushalten. Beschichtete Pfannen und Töpfe kommen mit extrem wenig Fett aus. Wenn Sie eine Ölflasche, ein Päckchen Butter oder Margarine anbrechen, schreiben Sie das Datum darauf. Wenn Packung oder Flasche dann zu Ende gehen, wissen Sie, wie viel Sie am Tag durchschnittlich verbrauchten.

Faustregel für die warme Mahlzeit

In Praxis spezial finden Sie auf Seite 99 einige Tipps, wie Sie die Mengenverhältnisse auf dem Teller im Auge behalten können.

Zwei Komponenten gehören mindestens dazu, drei können es an manchen Tagen sein. Und so setzt sich die warme Familienmahlzeit zusammen:

1. Nudeln, Kartoffeln, Reis oder ein anderes Getreide
2. Gemüse, knackig gegart, aber auch als Rohkost
3. Fleisch oder Fisch als Beilage

Nudeln, Kartoffeln, Reis und Co. sowie das Gemüse sind mengenmäßig am wichtigsten und bestimmen das Bild auf dem Tisch und auf dem Teller.

Ideen statt Rezepte

Wir haben in diesem Buch auf Rezepte verzichtet. Denn sie zeigen immer nur einen Ausschnitt aus der Bandbreite der Zubereitungsmöglichkeiten und können nicht jeden Geschmack treffen.

Stattdessen bieten wir Ihnen in Praxis spezial Ideen und Anregungen für die Zubereitung, mit deren Hilfe Sie auf die besonderen Vorlieben Ihrer Familie eingehen können. Die Zubereitung von Gemüse und Fisch gilt oft als besonders problematisch, deshalb haben wir uns darauf konzentriert. Nehmen Sie verschiedene Gemüsesorten oder Gemüsemischungen und probieren Sie, was Ihnen und Ihren Kindern gefällt. Experimentieren Sie mit Gewürzen und Kräutern oder anderen Zutaten, wie Käse, ein wenig Sahne etc., und kommen Sie so zu Ihren ganz persönlichen Familienrezepten.

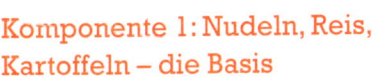

Komponente 1: Nudeln, Reis, Kartoffeln – die Basis

Diese Lebensmittel sind bei den allermeisten Kindern eindeutige Favoriten. Vor allem Nudeln können gar nicht oft genug auf den Tisch kommen. Nutzen Sie den Sympathieträger, kombinieren Sie ihn fantasievoll mit Gemüse und versuchen Sie auf diesem Weg, Gemüsemuffel zu überzeugen.

Beim Reis mögen's Kinder nicht allzu trocken. Am besten ist es, ihn nach Art eines Risi-Pisi mit Gemüse (Erbsen, Pilze, Paprikaschoten, Lauch, Möhren) zu mischen. Eine andere Farbe bekommt er mit Gewürzen wie Safran oder einer leichten Tomaten-

In Praxis spezial auf Seite 104 finden Sie Tipps für die Zubereitung von Ofenkartoffeln.

sauce. Vollkörnige Abwechslung bieten Hirse oder Dinkelreis. Er wird nach derselben Methode gegart wie Reis.

Denken Ihre Kinder bei Kartoffeln immer nur an Pommes? Erweitern Sie ihren Kartoffelhorizont, es gibt eine ganze Reihe Zubereitungen, die wesentlich fettärmer sind, aber ebenso toll schmecken. Kartoffelgratin, Kartoffelauflauf oder Backofenkartoffeln gehören dazu. Und selbstverständlich auch Bratkartoffeln, aber bitte aus beschichteten Pfannen mit wenig Fett zubereitet.

Komponente 2: Gemüse – raus aus dem Einerlei

Viele Kinder müssen bei Gemüse erst auf den Geschmack kommen. Gemüsemuffel sind misstrauisch und lassen sich nichts unterjubeln. Selbst aus Aufläufen und Eintöpfen pulen sie

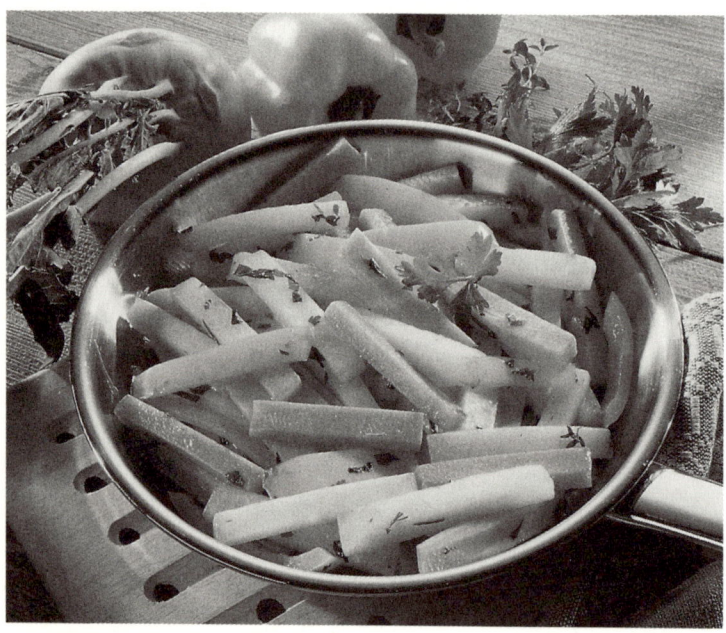

Manche Kinder lieben in Öl gebratenes Gemüse

kleinste Stückchen von ungeliebten Sorten wieder heraus. Wenn Sie das Gemüse pürieren, dann bitte ganz, ganz fein. Besser ist es, bewusst Position zu beziehen: „Heute gibt es Kohlrabi, aber ganz anders als sonst. Schau doch mal her!" Manchmal liegt die Ablehnung nämlich gar nicht an der Sorte, sondern an der Zubereitungsart.

Ein Wort zum Salat: Viele kleine Kinder mögen Blattsalat nicht. Wenn sie ihn essen, dann nur in winzigen Mengen. Anders ist es mit Rohkost. Die meisten Kinder lieben handgerecht geschnittene Gemüsestückchen, die sie in Quark- oder Joghurtdips tauchen können.

Wie Sie Gemüse ganz einfach auf vielfältige Art zubereiten können, erfahren Sie In **Praxis spezial** *auf den Seiten 102 f.*

Komponente 3: Fleisch – Karriere als Beilage

Große Braten mögen die meisten kleinen Kinder nicht. Die langen Fasern machen ihnen das Kauen schwer. Sie bevorzugen Hackfleisch, Würstchen und Geflügel. Beliebt sind Gerichte, zu denen viel Sauce gehört, also Geschnetzeltes oder Gulasch. Wenn Ihr Kind nur dreimal in der Woche Fleisch isst, darf es schon ein ganzes Würstchen oder ein kleiner Hähnchenschenkel pro Mahlzeit sein. Mag Ihr Kind aber lieber öfter Fleisch, halten Sie die Portionen kleiner. Mischen Sie öfter Hackfleisch oder Fleischstückchen mit Gemüse. Das geht besonders gut bei Saucengerichten wie Gulasch oder bei Eintöpfen.

Komponente 4: Fisch – Fans gesucht

Fischstäbchen bestehen aus verhältnismäßig wenig Fisch, aber viel Panade. Und die bestimmt den Geschmack und die Knusprigkeit. Bringen Sie auch Zubereitungen auf den Tisch, bei denen der delikate Eigengeschmack des Fischs stärker zur Geltung kommt. Die meisten Sorten schmecken ausgezeichnet, vorausgesetzt, sie sind frisch. Eine gute Alternative im Landesinneren: Tiefkühlfisch.

In **Praxis spezial** *auf Seite 104 f. finden Sie Anregungen, wie Sie Fisch einmal anders als gewohnt zubereiten können.*

VOM LEBENSMITTEL ZUR MAHLZEIT

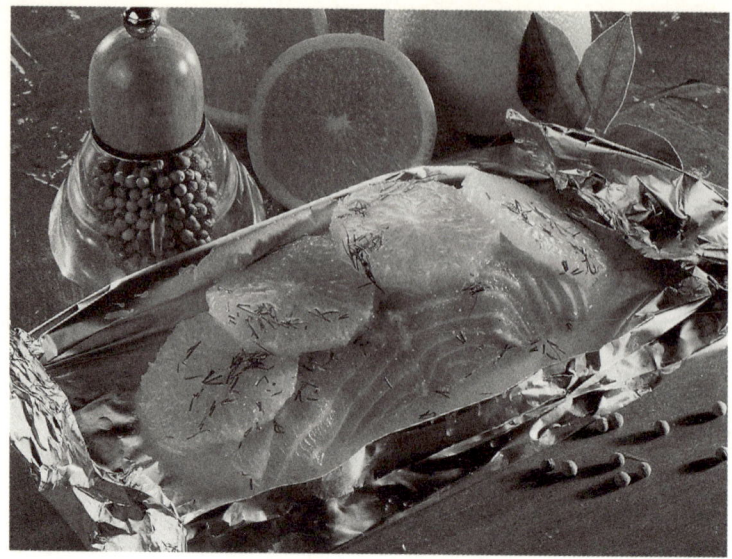

Fischfilet aus der Folie, eine unkomplizierte Zubereitungsart

Keine Angst vor Gräten. Nehmen Sie dünne Fischfilets. Sie sind in der Regel schon fast grätenfrei. Tasten Sie die Stücke im rohen Zustand mit den Händen an allen Stellen ab. Sie spüren die Gräten sofort und können sie mit der Pinzette herausziehen. Ganz kleinen Kindern sollten Sie zur Sicherheit den gegarten Fisch auf dem Teller in kleine Stücke teilen. Und halten Sie die Kinder an, gut und langsam zu kauen. Da spürt man auch die kleinste Gräte.

Essen am Nachmittag

Was für Mama oder Papa nachmittags die Tasse Entspannungskaffee, ist für Kinder der Schokoriegel, das süße Stückchen vom Bäcker oder der Doppelkeks mit Schokocremefüllung. Eine Mahlzeit mit der Legitimation zum Naschen? Manchmal ja und manchmal nein. Jeden Nachmittag eine Extraportion Süßes, das sollte nicht sein. Es würde auf Dauer ein Zuviel an Fett und Zucker bedeuten. Das Motto lautet: „Fitmacherpause statt Fettmacherpause". Die kleine Mahlzeit zwischendurch hilft den Leistungsabfall zwischen Mittagessen und Abendessen aufzufangen. Sie darf aber nicht zu üppig ausfallen – denn das macht satt und müde und verdirbt dem kleinen Esser unter Umständen den Appetit auf das Abendessen.

Keinen Hunger?
Wenn Ihr Kind am Nachmittag nichts essen mag, sollte es zumindest ein Glas verdünnten Obstsaft trinken, um bis zum Abend durchzuhalten.

Faustregel für die Zwischenmahlzeit

Die ideale Nachmittagsmahlzeit ist dem Frühstück zum Verwechseln ähnlich. Sie besteht aus drei Komponenten:
1. frisches Obst oder Gemüse
2. Brot, Frühstücksflocken, ab und zu Kekse oder Kuchen
3. Milch oder Joghurt nach Bedarf
Wieder sind eine ganze Reihe an Variationen möglich – für individuelle Vorlieben ist genügend Raum. Dem einen sagt das belegte Brot zu – süß oder pikant. Dem anderen ist mehr nach knusprigen Flocken mit Milch oder Joghurt. Neben Brot oder Brötchen kommen Vollkorntoast, Knäckebrot oder Zwieback infrage. Kekse oder ein Stück Kuchen sollte es nicht jeden Tag geben. Trockener Kuchen und Obstkuchen sind klebrigen Stückchen oder Sahnetorte vorzuziehen. Etwas frisches Obst oder Gemüse sollte Pflichtprogramm bei der Zwischenmahlzeit sein. Milch und Joghurt sind nur für denjenigen interessant, der zum Frühstück nicht genug davon hatte. Ganz egal was gegessen wird, die Portionen der Nachmittagsmahlzeit sind vergleichsweise klein.

Manchmal doch etwas Süsses

Es gibt Nachmittage, da tut ein Schokoriegel einfach unsagbar gut. Das kennen wir als Eltern auch – manchmal brauchen wir ein Stück Schokolade oder einen Keks zum Kaffee. Im Sommer gibt es eher mal ein Eis oder Weingummi und im Winter mal Trockenobst und Nüsse. Wenn alles im Rahmen bleibt, ist nichts gegen eine Süßigkeit einzuwenden. Süßigkeiten müssen das Obstessen nicht ausschließen. Warum nicht zum Schokokeks einen Apfel essen?

Im Sommer die kleine Mahlzeit öfter mal ins Freie verlegen

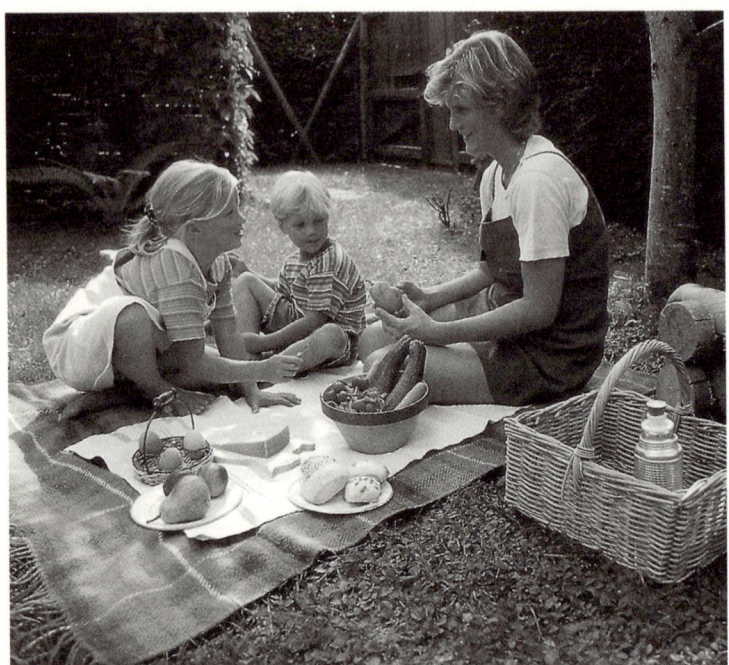

Eine richtige Pause machen

Nehmen Sie sich Zeit für die Nachmittagsmahlzeit. Halten Sie Ihr Kind an, sein Spiel zu unterbrechen. Setzen Sie sich gemeinsam an den Tisch, auf eine Parkbank beim Spielplatz oder auf eine Decke im Garten. Die Kinder sollen zur Ruhe kommen und ganz bewusst essen und trinken.

Kinder helfen mit

Es raschelt in der Küche. Kaum holt Mutter oder Vater Küchenbrett und Messer aus dem Schrank, zupft Klein-Philip schon an der Hose: „Kann ich auch?". Er besteht darauf, auf der Arbeitsplatte Platz zu nehmen und mitzumachen. Lassen sich seine Eltern darauf ein, brauchen sie Geduld, gute Laune und die innere Ruhe, um den Ablauf nicht aus dem Kopf zu verlieren. Nicht immer ist das Chaos, das Kinder beim Kochen verursachen, einfach zu ertragen. Lassen Sie die „Hilfe" trotzdem zu. Eltern und Kinder machen dabei eine ganze Menge an positiven Erfahrungen und nebenbei wird die Selbstständigkeit der Kinder gefördert.

Ohne Kinder geht es schneller?
Vielleicht. Doch kleine Kinder wollen beschäftigt werden, auch wenn Eltern kochen. Warum die Kinder nicht gleich in der Küche „mithelfen" lassen?

Spiel mit Verantwortung

Kinder kochen gerne mit, denn diese Tätigkeit ist von Erfolg gekrönt. Das Ergebnis ist für sie begreifbar und für die ganze Familie wichtig. Manchmal brauchen Sie jedoch viel Geduld, um die kleinen Köche bei der Stange zu halten. Sie wissen einfach noch nicht, dass ein komplexer Handlungsablauf notwendig ist, um ein Gericht oder einen Kuchen auf den Tisch zu bringen. Sie ahmen gerne einzelne Bewegungen der Erwachsenen nach, und sei es „nur" das Anschalten der Küchenmaschine, die die Sahne schlägt – in ihren Augen haben sie trotzdem den ganzen Kuchen gebacken und sind enorm stolz auf ihr Ergebnis.

Das gemeinsame Kochen gibt Ihnen auch Gelegenheit, über Lebensmittel zu sprechen. Wo kommen sie her, wer baut sie an? Wie sieht die Pflanze aus? Kann man sie roh essen, wie schmeck sie dann? Was passiert im Topf damit? Was geschieht mit den Resten? Kinder lernen durch das Kochen selbst, aber auch durch die Gespräche, Zusammenhänge zu erfassen. So beginnt bei den kleinsten die spielerische Eroberung der Lebensmittelwelt.

Die Küche als Lernort

Kochen ist ein Erlebnis, bei dem Kinder mit allen Sinnen Erfahrungen sammeln können: Tasten, Sehen, Riechen, Schmecken und Probieren. Sie werden staunen, wie viel Grünzeug selbst kleine Gemüsemuffel bei der Vorbereitung einer Mahlzeit verputzen können. Auch die Koordination und motorische Fähigkeiten werden beim Kochen trainiert. Rühren, schneiden, waschen, bürsten sind wunderbare spielerische Übungen.

Keine Angst vor scharfen Waffen

Viele Eltern haben Angst davor, dass sich ihr Kind in der Küche verletzen könnte. Eine durchaus berechtigte Befürchtung – schließlich kommen beim Kochen Geräte zum Einsatz, die nicht ungefährlich sind. Aber genauso wie Kinder lernen müssen, an-

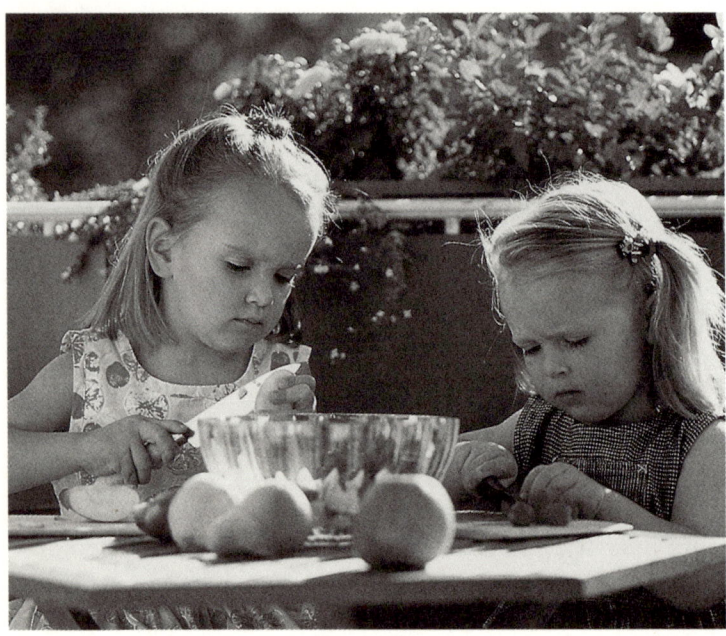

Ganz bei der Sache – Kinder schneiden Obst für den Salat

dere Gefahren des Alltagslebens einzuschätzen, müssen sie auch lernen, mit Messer, Reiben und dem heißen Herd umzugehen. Voraussetzung dafür ist, dass man den Kindern Tätigkeiten überträgt, die altersgemäß sind und ihren manuellen Fähigkeiten entsprechen. Das kann individuell recht unterschiedlich sein. Wichtig: Kinder in aller Ruhe einweisen und bei jeder neuen Tätigkeit alle Handgriffe im Auge behalten. Ungefährliche Aufgaben, die schon den Kleinsten übertragen werden können, sind zum Beispiel Gemüse aus dem Kühlschrank holen, Obst waschen, Servietten und Besteck auf dem Tisch verteilen.

In **Praxis spezial** auf Seite 100 f. erfahren Sie, welche Küchentätigkeiten für kleine Kinder infrage kommen.

Essen im Kindergarten

Für viele Eltern und Kinder bedeutet der Eintritt in den Kindergarten einen wichtigen Wendepunkt im Familienalltag. Es macht jetzt täglich neue Erfahrungen – auch beim Essen.

Ess-Erfahrungen ausser Haus

Manche Eltern werden beim Gedanken an das Essen im Kindergarten unsicher. Nun haben Sie ihr Kind vielleicht in den ersten Jahren erfolgreich vor Koboldjoghurts, Pressfleischdinos oder in heißem Fett gepeinigten Kartoffeln „geschützt" und ihm den richtigen Weg gezeigt, jetzt aber könnte alles anders werden. Keine Angst! Sie haben den Grundstein gelegt, und die Erziehung im Kindergarten wird in den meisten Fällen Ihre eigene zu Hause sinnvoll ergänzen. So findet zum Beispiel beim gemeinsamen Frühstück Ernährungserziehung ganz praktisch statt. Auch wenn es um Gesundheit und Umwelt geht, ist Essen und Trinken in zahlreichen Spielen ein Thema. Und über das, was die Kinder als Pausenverpflegung mitbringen, wird ebenfalls in vielen Kindergärten diskutiert.

Das Gute daran
Im Kindergarten essen Kinder nicht nur das, was sie daheim nicht essen dürfen, sondern manchmal auch das, was sie zu Hause nicht essen wollen – Gemüse zum Beispiel.

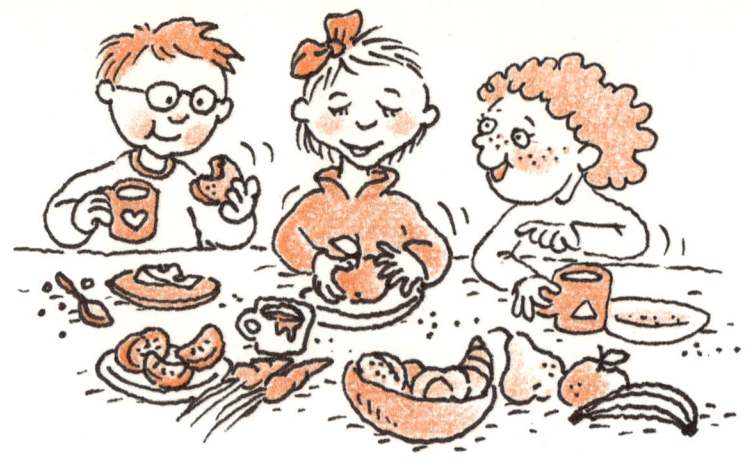

Einflussnahme und ihre Grenzen

Mittagessen
Bei der Auswahl des Verpflegungssystems für die warme Mahlzeit haben Eltern oft nur geringe Mitsprachemöglichkeiten.

Signalisieren Sie Ihr Interesse und fragen Sie die Erzieherinnen beim Aufnahmegespräch nach den Ernährungsgepflogenheiten im Kindergarten. Jede Einrichtung verfolgt ein bestimmtes Konzept, auch was das Essen und Trinken betrifft. Wenn Sie für sich Probleme sehen, führen Sie einen offenen Dialog. Besprechen Sie die strittigen Punkte mit den Kindergärtnerinnen. Bringen Sie Ihr Anliegen in einen Elternabend ein. Manchmal ist es nötig, dass sich eine Interessengruppe bildet und nach Lösungen sucht. Aber nicht für jedes individuelle Problem sind Mehrheiten zu finden. Toleranz ist gefragt. Behalten Sie immer im Auge, was für die Erzieherinnen machbar ist.

Welche Regeln machen Sinn?

Zu einigen Punkten sollte es klare Absprachen zwischen Eltern und Erziehern geben:

1. Das Mitbringen von Süßigkeiten kann reglementiert werden. Das heißt, Kinder nehmen in der Regel nichts Süßes mit in den Kindergarten. Bei Geburtstagen und besonderen Anlässen gibt es für alle die gleichen Leckereien.

2. *Getränke sollte der Kindergarten besorgen. Mineralwasser und Früchtetee reichen voll und ganz aus. Milch und Kakao sind problematisch. Es gibt Kinder, die trinken sich daran satt und haben dann mittags keinen Hunger. Das Süßen von Tee ist oft Streitthema. Das Mischen von Früchtetee mit Säften ist eine für alle tragbare Alternative.*
3. *Gemeinsames Frühstück kontra freies Frühstück – ein viel diskutiertes Thema. Idealerweise sollten sich beide Formen innerhalb einer Woche abwechseln.*
4. *Die Zubereitung einer Mahlzeit zusammen mit den Kindern sollte einmal pro Woche ermöglicht werden.*

Hilfe von aussen

Manche Krankenkassen organisieren Elternabende zum Thema gesunde Kinderernährung. Die Bundeszentrale für gesundheitliche Aufklärung (BzgA), die Deutsche Gesellschaft für Ernährung (DGE) und der Auswertungs- und Informationsdienst für Ernährung, Landwirtschaft und Forsten (aid) veröffentlichen Broschüren. Der Arbeitskreis Jugendzahnpflege bietet Veranstaltungen über „Ernährung und Zahnpflege" an.

In Praxis spezial auf den Seiten 106 ff. finden Sie hierzu Adressen und Literaturangaben.

Praxis spezial

Praxis spezial bietet Ihnen als Hilfe zum Aktivsein Checklisten, Übersichten, Anleitungen, Adressen und vieles mehr. Alles auf einen Blick, zum schnellen Nachschlagen.

Mein Kind ist zu dick! Was tun?

Mit Fachkräften zusammenarbeiten

Vertrauen Sie sich Ihrem Kinderarzt an. Er kann Ihnen eine Ernährungsberatungsstelle und eventuell eine psychologische Betreuung empfehlen.

Erste eigene Massnahmen

- Ändern Sie auf keinen Fall alles auf einmal.
- Änderungen gelten für alle Familienmitglieder.
- Seien Sie gelassen, wenn Ihr Kind nicht jeden Rat annimmt.
- Bewegen Sie sich gemeinsam, sooft es möglich ist – probieren Sie zusammen eine neue Sportart aus.
- Kochen Sie öfter als früher gemeinsam.

Erste Schritte zum veränderten Essverhalten

- Keine Radikal-Diät für Kinder.
- Essen Sie betont langsam.
- Führen Sie die Regel ein, dass nur am Esstisch gegessen wird – kein Essen als Nebentätigkeit.
- Gehen Sie auf die Vorlieben Ihres Kindes ein. Das bedeutet nicht, dass es grundsätzlich bestimmt, was gegessen wird.

- Keine Vorräte von Süßigkeiten und Knabberzeug anlegen.
- Tauschen Sie gezuckerte Getränke (z. B. Limonade) gegen Saftschorle und Mineralwasser pur aus.
- Essen Sie ausschließlich fettarme Milchprodukte.
- Essen Sie seltener fette Speisen und wenn, dann weniger.
- Sparen Sie Fett bei der Zubereitung aller Gerichte.
- Lassen Sie Ihr Kind auf keinen Fall „hungern". Es kann sich an rohem Gemüse und frischem Obst jederzeit satt essen.

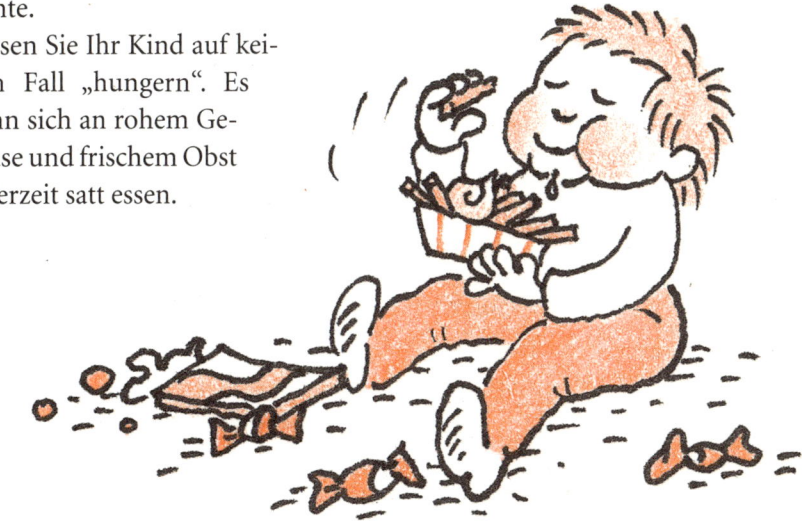

PRAXIS SPEZIAL

Ernährungs-Check

Das zeigt er:

Tipp
Kopieren Sie den Check, dann können Sie ihn gleich mehrfach verwenden.

Mit diesem Check können Sie die Ernährung Ihres Kind grob einschätzen. Das Ergebnis wird zeigen, ob die Richtung stimmt. Es gibt in erster Linie Auskunft darüber, wie häufig einzelne Lebensmittel verzehrt werden.

So wird es gemacht:

Drei Tage lang malen Sie oder Ihr Kind nach jeder Mahlzeit eine entsprechende Anzahl an Rauten ◇ aus. Nehmen Sie für jede Lebensmittelgruppe (1–6) eine andere Farbe. Welche und wie viele Symbole ausgemalt werden, richtet sich danach, was und wie viel gegessen wird. Bedenken Sie, dass nur eine angemessene Portion eine farbige Raute verdient hat. Und machen Sie den Check an drei ganz normalen Tagen ohne besondere Vorkommnisse.

So werten Sie aus:

Zählen Sie zunächst die farbigen Rauten für jede Lebensmittelgruppe. Vergleichen Sie die Ergebnisse mit den Idealangaben. Sie geben die Rautenanzahl bei optimaler Ernährung an. Abweichungen von plus minus einer Raute sind kein Thema. Sollten Sie allerdings den einen oder anderen Ausreißer dabei haben, überlegen Sie, wie es dazu gekommen ist. Wäre das Ergebnis die nächsten drei Tage und in der kommenden Woche ähnlich, dann denken Sie über eine Kursänderung nach. Lesen Sie dazu das dritte Kapitel (Seite 35 ff.). Gehen Sie dabei aber behutsam vor. Es nutzt niemandem, wenn Ihr Kind in den Streik tritt, weil es von heute auf morgen völlig anders essen soll. Alle Änderungen gelten auch für den Rest der Familie.

1 Tee, Saftschorle, Mineralwasser u.a. Getränke

◇ = 1 Glas (ca. 200 ml)

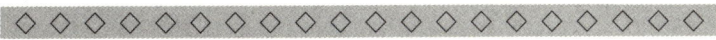

2 Brot, Müsli, Nudeln & anderes aus Getreide

◇ = 1 Scheibe Brot, 1 Portion Müsli/Frühstücksflocken, 1 Brötchen, 1 Portion Nudeln/Reis/Hirse oder anderes Getreide, 1 Semmelknödel, ein großes Stück Pizza etc.

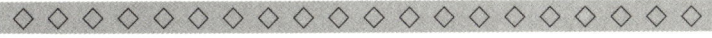

3 Gemüse & Obst

◇ = 1 Portion gekochtes/rohes Gemüse, 1 Portion Salat, 1 Teller Gemüsesuppe, 1 Portion Gemüseauflauf, 1 1/2 bis 2 kleine Kartoffeln, 1 Portion Kartoffelbrei, 1 Stück frisches Obst (z. B. Apfel), 1 Handvoll Kirschen/Beeren etc.

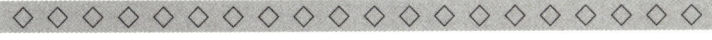

4 Milch & Co.

◇ = 1 Glas Milch/Kakao (200 ml), 1 Joghurt, 1 große Portion Fruchtquark, 1 Scheibe Schnittkäse (ca. 30 g), 1 Portion Milchpudding etc.

5 Fleisch, Fisch & Co.

◇ = 1/2 Schnitzel/Fischfilet, 1 Portion Geschnetzeltes/Gulasch, 1 Frikadelle, 1 Portion Hackfleischsauce, 1 kleine Hähnchenkeule/Bratwurst, 1 Würstchen, 1 Scheibe Wurst/Schinken, 1 kleines Ei etc.

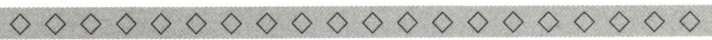

6 Süßes & Knabberzeug

◇ = ca. 25 g Leckerei, z. B. 1 1/2 Riegel Schokolade, 1 Kugel Eis, 1 kleiner Schokoriegel/Müsliriegel, 1/2 Stück Kuchen, 1 kleines Glas Limo, 12 Gummibärchen, 1/4 kleine Tüte Erdnussflips etc.

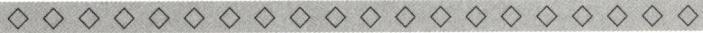

Das ist ideal:

1 *Getränke:*
Je nach Alter 13 bis 16 farbige Rauten. Mehr sind okay, so lange das Kind ausreichend dabei isst.

2 *Getreide:*
13 bis 15 farbige Rauten. Etwas mehr ist okay.

3 *Gemüse & Obst:*
12 bis 15 farbige Rauten. Mehr ist okay, wenn es roh ist.

4 *Milch & Co.:*
6 farbige Rauten.

5 *Fleisch, Fisch & Co.:*
Bis zu 6 farbige Rauten. Standen 3 Fleischmahlzeiten auf dem Tisch, reicht das für den Rest der Woche. Achten Sie auf eine Fischmahlzeit.

6 *Süßes & Knabberzeug:*
6 farbige Rauten.

Umgang mit Kinder-Lebensmitteln

- Setzen Sie sich mit dieser Produktgruppe auseinander – ein grundsätzliches Verbot bringt auf Dauer nichts.
- Ordnen Sie die Produkte richtig ein. Die meisten sind zuckersüße und fettige Leckereien. Deshalb sollen Kinder davon nur wenig essen, und das nicht jeden Tag.
- Bieten Sie solche Lebensmittel nicht als vollständige Haupt- oder Zwischenmahlzeit an – sie sind Naschwerk.
- Schaffen Sie Regeln: Es werden keine Produkte mit „billigem" Spielzeug gekauft, es gibt ausschließlich Kinder-Milchprodukte auf Joghurtbasis etc.
- Stehen Sie allen Werbeversprechen stets kritisch gegenüber, lassen Sie sich nicht verunsichern und lesen Sie die Zutatenliste genau.
- Reden Sie mit Ihrem Kind über die Produkte, damit es die Ursprungslebensmittel kennen lernt. Kinder-Cornflakes z. B. werden aus Mais gemacht, Pudding aus Milch etc.
- Lassen Sie sich erzählen, was aus Kindersicht so toll an bestimmten Produkten ist.
- Machen Sie den Geschmackstest: Kann Ihr Kind zum Beispiel den Minifruchtquark mit Aroma XY einer Obstsorte zuordnen?
- Geben Sie Ihrem Kind keine Kinder-Lebensmittel mit in den Kindergarten und regen Sie eine einheitliche Regelung an.
- Suchen Sie den konstruktiven Dialog mit Großeltern, Freunden, Tagesmutter etc.

Spiele mit Geschmack

Über Geschmack lässt sich bekanntlich streiten. Probieren Sie zusammen mit Ihren Kindern, wie verschieden Lebensmittel schmecken. Sinneserfahrungen (z. B. Schmecktests) zu machen ist ein wichtiger Teil der aktiven Ernährungserziehung. Gehen Sie auf die Suche nach dem typischen Eigengeschmack eines Lebensmittels und seinen unterschiedlichen Nuancen.

Grüne, Rote, Gelbe

Farbe kann man schmecken. Probieren Sie es mit verschiedenfarbigen Paprikaschoten oder Trauben. Mit verbundenen Augen kann man die Farben auch erraten.

Apfel oder Birne

Vergleichen Sie ähnlich schmeckende Obstsorten. Z. B. Apfel und Birne, Nektarine und Pfirsich, Aprikose und Pfirsich, Mirabelle

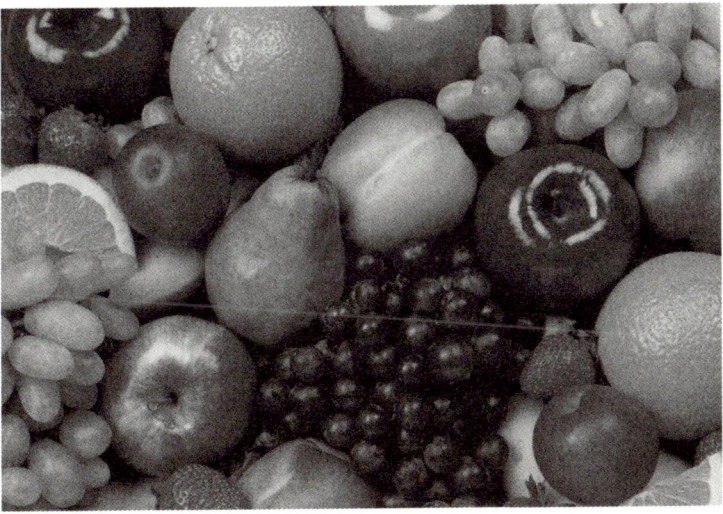

Machen Sie mit Ihren Kindern den Schmecktest!

und Pflaume, Zwetschge und Pflaume. Mit verbundenen Augen kann man sie auch erraten.

Kein Apfel gleicht dem andern
Probieren Sie verschiedene Apfelsorten. Erfahren Sie, wie die Früchte schmecken: süß, saftig, säuerlich, mehlig etc.

Gemüse und Obst raten
Mit verbundenen Augen werden verschiedene Stücke Obst und/oder Gemüse oder Kräuter erraten. Eignet sich auch als Programmpunkt für den nächsten Kindergeburtstag.

Süss, süsser, am süssesten
Verrühren Sie Tee oder Joghurt mit unterschiedlichen Mengen an Zucker oder Honig. Die Kinder probieren und sortieren dann die Speisen der Süße nach.

Optimales Familienessen

Fünf Mahlzeiten pro Tag:
- ein erstes und ein zweites Frühstück
- eine warme Mahlzeit mittags oder abends
- eine Brotmahlzeit mittags oder abends
- eine kleine Mahlzeit am Nachmittag

Zu jeder Mahlzeit:
- trinken, aber auch zwischendurch
- Brot, Frühstücksflocken, Nudeln, Reis oder Kartoffeln
- frisches Obst oder Gemüse

Zu zwei Mahlzeiten:
- eine große Portion Milch oder Joghurt

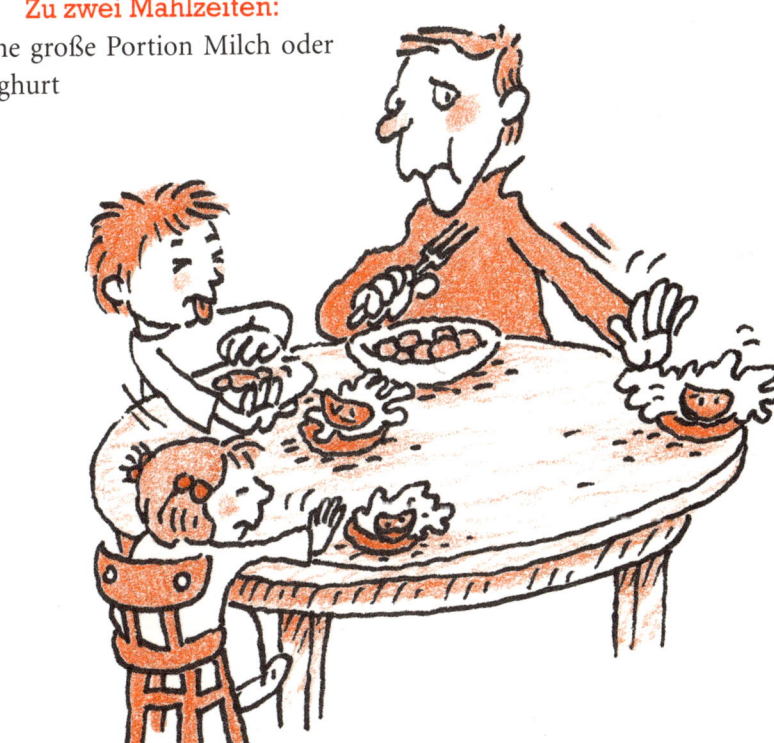

Ab und zu:
- eine kleine Portion Fleisch (bis zu dreimal in der Woche)
- eine Scheibe Wurst (bis zu sieben Scheiben pro Woche)
- eine Portion Seefisch (einmal in der Woche)
- ein Ei (maximal zwei Stück pro Woche)

Nur selten:
- etwas Süßes (höchstens zwei kleine Portionen pro Tag)
- fettreiche Speisen

Zubereitung:
- Bandbreite des Lebensmittelangebots nutzen
- das Angebot der Saison bevorzugen
- ausschließlich Jodsalz verwenden
- mit Fett sparen
- zur Hälfte Vollkornprodukte bevorzugen
- Obst immer und Gemüse öfter roh essen

Mit Süssigkeiten richtig umgehen

Bewusst naschen
- Sich Zeit zum Naschen nehmen.
- Nichts Süßes beim Fernsehen, beim Lesen, beim Spielen …
- Die Naschpausen ersetzen nicht die Zwischenmahlzeiten!

Richtigen Zeitpunkt wählen
- Nichts Süßes auf nüchternen Magen!
- Nichts Süßes vor den Mahlzeiten!
- Ist der Hunger groß und bis zur Mahlzeit dauert es noch etwas, besser ein Stück Obst oder ein wenig Brot essen.

Eigenverantwortlichkeit fördern
- Kinder haben Mitspracherecht bei der Auswahl!
- Größere Kinder entscheiden für zwei bis drei Tage selbst, wann und wie viel sie von einer gemeinsam festgelegten Menge naschen.
- Vereinbarte Grenzen einhalten, auch wenn Diskussionen und Geschrei schwer zu ertragen sind.

An „weniger süss" gewöhnen
- Beim Kochen und Backen durchweg weniger Zucker verwenden.
- Süße Limonaden und Säfte konsequent mit Wasser verdünnen.

Vorbild Eltern
Machen Sie sich Ihr eigenes Verhalten bewusst.
- Wie gehen Sie mit Süßigkeiten, Knabberzeug, Alkohol und anderen Genussmitteln um?
- Was wollen und können Sie von Ihrem Kind verlangen?

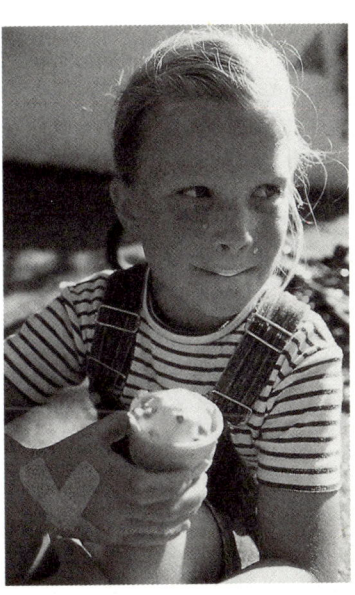

Vorräte und Angebot eingrenzen
- Nur das Wochenkontingent im Haus haben.
- Mit Großeltern oder Nachbarn das Gespräch suchen, wenn das Verwöhnen stark überhand nimmt.

Auf Gefühle adäquat eingehen
- Langeweile nicht mit Süßigkeiten überbrücken.
- Süßigkeiten nicht als Trostpflaster einsetzen.

Streik beim Essen! Was tun?

Dass Kinder manche Lebensmittel ablehnen, kommt in den besten Familien vor. Meist dauert diese „Mag-ich-nicht"-Phase nur einen begrenzten Zeitraum an. Das ist tragbar. Eltern sollten nur behutsam gegensteuern.

Allgemeine Tipps
- Mit gutem Beispiel vorangehen.
- Zum Probieren animieren – Ablehnung akzeptieren!
- Ruhe bewahren – keinen Druck ausüben!
- Diskussionen über Gesundheitswert vermeiden.

Ich mag nicht trinken!
- Nehmen Sie sich Zeit für gemeinsame Trinkpausen.
- Bunte, kindgerechte Trinkgefäße machen das Trinken interessant.
- Manchmal macht es mit Strohhalm mehr Spaß.
- Verschiedene Mineralwässer (viel, wenig, keine Kohlensäure) ausprobieren.

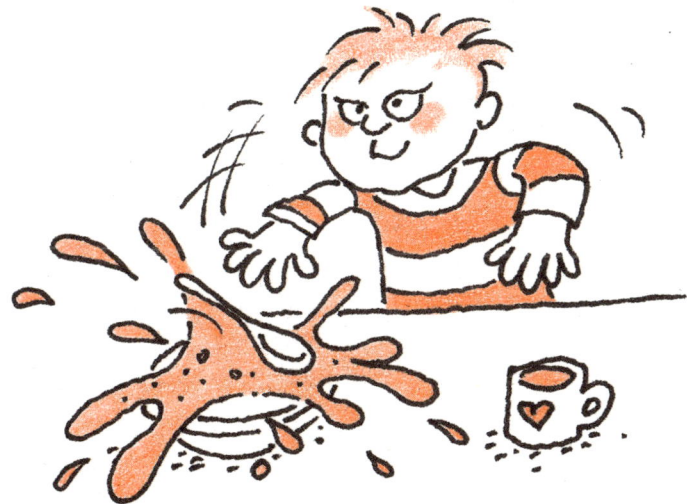

- Saftschorlen (Apfel, Kirsche, Birne etc.) ausprobieren.
- „Säfte raten" spielen – vielleicht werden neue Vorlieben entdeckt.
- Kinder aus Wasser, Saft und Tee ihren geheimen Zaubertrank mixen lassen.

Ich mag kein Obst! Ich mag kein Gemüse!
- Obst und Gemüse der Saison anbieten – Reifes schmeckt besser.
- Oxalsäurereiche Gemüsesorten (Spinat, Mangold, Rhabarber) zunächst meiden.
- Auf liebliche Sorten wie Erbsen, Mais, Möhren setzen.
- Gemüse mal roh und mal gekocht probieren lassen.
- Andere Zubereitungsarten für Gemüse entdecken.
- Gemüsecremesuppen (siehe Seite 102) ausprobieren.
- Gemüsesaucen (siehe Seite 102) zu Nudeln oder püriertes Obst zu Vanilleeis sind einen Versuch wert.
- Gemüsesticks mit Quarkdip bringen Kinder in Versuchung.
- Süßes und saftiges Obst wählen.
- Klein geschnittenes Obst anbieten.
- Kinder ihren eigenen Obstsalat schnippeln lassen.

Ich mag keine Milch!
- Milchsorten mit unterschiedlichem Fettgehalt probieren.
- Homogenisierte und naturbelassene Milch probieren.
- Milch kalt, warm oder aufgeschäumt anbieten.
- Milchgeschmack mit Kakao oder etwas Honig „versüßen".
- Milchmixgetränke mit frischen Erdbeeren bzw. Banane oder Fruchteis zubereiten.
- Milch zusammen mit Cornflakes etc. anbieten.
- Milch in Pudding, Grießbrei, Milchreis oder Nudelauflauf „verstecken".

- Wenn es Eis gibt, Milchspeiseeis bevorzugen.
- Joghurt und Dickmilch als gleichwertigen Ersatz anbieten.

Ich mag keinen Fisch!
- Nur garantiert grätenfreie Filetstücke anbieten!
- Fettarme Sorten (Seelachs, Rotbarsch, Kabeljau) werden eher gemocht.
- Neue Zubereitungsarten für Fisch entdecken (siehe Seite 104 f.).
- Eingelegten Fisch oder Räucherfisch probieren.
- Im Urlaub gemeinsam auf Fisch-Entdeckungsreise gehen.
- Ein Piratenessen macht das Fischessen zum ganz besonderen Erlebnis.

Augenmass statt Waage

Weder bei Kindern noch bei Erwachsenen kommt es auf zehn Gramm mehr oder weniger an. Es ist unmöglich, bei jeder Mahlzeit alles abzuwiegen. Sie müssen ein Gefühl für das richtige Verhältnis der Lebensmittel zueinander bekommen. Dann können Sie per Augenmaß entscheiden.

Brot-Mass
Die Scheibe Brot wird fingerdick geschnitten. Der kleine Finger des Kindes gibt etwa die richtige Stärke vor.

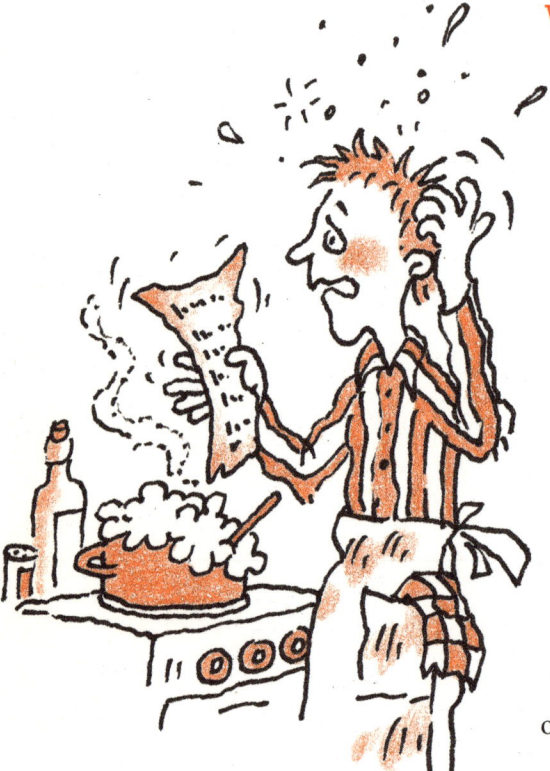

Wurst- & Käse-Mass
Dünn bis hauchdünn lautet die Devise. Von Parmaschinken-Stärke bis 5-Markstück-Stärke ist alles drin. Am Wurst- und Käsestand extra dünne Scheiben verlangen.

Butter-Mass
Durchblick ist gefragt. Butter oder Margarine müssen so dünn geschmiert werden, dass man das Brot sehen kann.

Schüssel-Mass
Die größte Schüssel auf dem Tisch ist für Kartoffeln, Nudeln oder Reis reserviert. Die Gemü-

seschüssel ist nur unbedeutend kleiner. Die kleinste Schüssel reicht für Fleisch oder Fisch aus.

Teller-Mass
Eine Hälfte des Tellers nehmen Nudeln, Kartoffeln oder Reis ein. Die andere Hälfte teilt sich das Gemüse mit Fleisch/Fisch. Der Gemüseanteil ist etwas größer.

Fett-Mass
Da jedes Gramm zählt, Fett immer abmessen. Ein Esslöffel Öl wiegt etwa 10 g.

PRAXIS SPEZIAL

Kinder in der Küche

Worauf Sie achten sollten:

Die Entwicklung der Kinder ist individuell sehr unterschiedlich. Deshalb macht eine altersspezifische Zuordnung der Tätigkeiten wenig Sinn.

- Kinder beim Kochen die ganze Zeit im Auge behalten!
- Umgang mit kochendem Wasser (Nudelkochen) ist für Klein- und Kindergartenkinder tabu.
- Kinder im Sitzen arbeiten lassen (Esstisch mit dem Hochstuhl/niedriger Tisch mit Kinderstuhl).
- Zum Rühren am Herd und Zuschauen ist eine kippsichere Fußbank oder eine kleine Küchenleiter von Vorteil.

Für kleine Anfänger:

- Kartoffeln, Gemüse und Obst waschen.
- Obst auf Teller verteilen, Gemüse in den Topf legen.

Früh übt sich, wer eine gute Köchin werden will

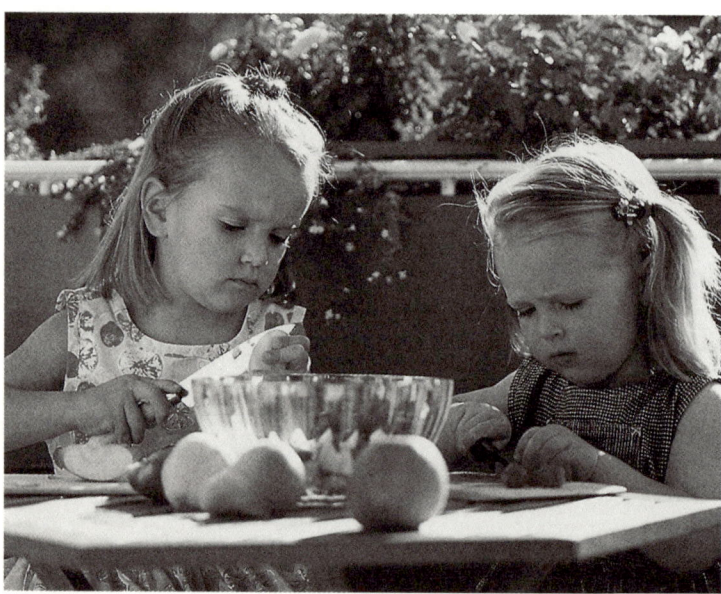

- Obstsalat schnippeln (mit weicher Banane fängt es an).
- Brote schmieren (stumpfe Messer).
- Müsli mischen.
- kalte Speisen rühren (z. B. Salatsaucen, Quarkspeisen).
- Teig kneten, Brötchen formen, Plätzchen ausstechen.

Jetzt kann ich's schon besser:
- Größere Stücke in kleine schneiden (ganze Knollen sollten die Großen in (kinder)handliche Stücke teilen).
- Blattsalat in der Salatschleuder trocknen.
- Möhren und Gurken mit dem Schäler schälen (vom Körper weg!).
- kalte Flüssigkeiten gießen.
- die ersten Arbeiten am Herd (Gemüse rühren).
- Tisch komplett decken.

Reif für die Schule:
- Salat putzen und waschen.
- Eier aufschlagen.
- kleine kalte Gerichte selbst machen (z. B. Toast belegen, Gemüse-Käse-Spieße, Mixgetränke).

Ideen für Gemüse und Fisch

Gemüsecremesuppe

- Zwiebelwürfel in Öl andünsten
- nicht zu kleine Gemüsestücke und 1 bis 2 in Würfel geschnittene Kartoffeln dazugeben
- reichlich Gemüsebrühe angießen
- alles köcheln, bis die Kartoffeln weich sind
- Suppe pürieren
- etwas Sahne darunter mixen
- mit Gewürzen und Kräutern abschmecken

Dafür eignen sich:
Blumenkohl, Brokkoli, Kartoffel, Kohlrabi, Kürbis, Lauch, Möhren, Pastinaken, rote Beten, Zucchini

Gemüsesauce

Tipp
Man kann nur einen Teil pürieren und so die Sauce stückiger lassen.

- Gemüse in kleine Würfel schneiden
- ein paar Zwiebelwürfel und das klein geschnittene Gemüse in Öl andünsten
- Gemüsebrühe dazugeben
- Gemüse garen
- alles pürieren
- mit Sahne oder geriebenem Käse verfeinern
- mit Gewürzen abschmecken

Dafür eignen sich:
Brokkoli, Kürbis mit Tomate, Lauch, Paprikaschoten, Spinat, Tomate solo (enthäutet), Zucchini

Gebratenes Gemüse

- Gemüse in feine Streifen schneiden
- unter Rühren in Olivenöl braten

- wenn es gar, aber noch knackig ist, salzen, pfeffern und nach Belieben würzen
- eventuell Käse darüber streuen oder hobeln

Dafür eignen sich:
Karotten, Kohlrabi, Lauch, Mangold, Paprika, Rosenkohl, Schmorgurken, Steckrüben, Weißkohl, Wirsing, Zucchini

Tipp
Zuerst wenig Hackfleisch oder dünne Fleischstreifen im Öl braten. Danach das Gemüse dazugeben.

Gemüse im Tomatenbett
- Gemüse in Stücke schneiden und blanchieren
- Tomatenstücke (frische enthäutet oder aus der Dose) mit Gewürzen und Kräutern abschmecken
- Gemüse in eine gefettete Auflaufform legen
- Tomaten darüber geben
- Schafskäsewürfel oder einen anderen Frischkäse darauf verteilen
- im Ofen bei 180 Grad backen, bis der Käse bräunt

Dafür eignen sich:
Auberginen, Blumenkohl, Brokkoli, Paprikaschoten, Rosenkohl, Weißkohl und Wirsing

Gemüse unter der Haube
- Gemüsestücke kurz blanchieren
- 2 Kartoffeln garen (kann vorbereitet werden)
- Gemüse und Kartoffelstücke in eine gefettete Auflaufform geben
- Quark und saure oder süße Sahne oder Frischkäse und etwas Milch mit Eiern verrühren (auf 100 g kommt 1 Ei) und mit Gewürzen, viel frischen Kräutern und eventuell Käse abschmecken
- Masse über Gemüse und Kartoffeln geben

- im Backofen bei 180 Grad überbacken, bis das Ei stockt und das Ganze goldgelb ist

Dafür eignen sich:
Blumenkohl, Brokkoli, Champignons, Chicoréehälften, Kohlrabi, Möhren, Rosenkohl, Wirsing, Zucchini

Backofenkartoffeln
- Kartoffeln gut bürsten
- längs halbieren
- Schnittflächen mit Olivenöl bestreichen
- leicht salzen
- frische Kräuter oder gepressten Knoblauch darauf drücken
- mit den Schnittflächen nach unten auf ein mit Backpapier belegtes Ofenblech legen
- bei 200 Grad etwa 45 Minuten backen

Fisch aus der Folie
- Fischkoteletts oder Fischfilet auf ein Stück gebutterte Alufolie legen
- salzen, pfeffern
- mit Orangenscheiben belegen, mit Orangensaft beträufeln und mit Dill bestreuen
- ein klein wenig Öl darüber träufeln
- Folie verschließen
- im Backofen 15 bis 20 Minuten bei mittlerer Hitze garen

Dafür eignen sich:
alle Arten von Fischfilet, besonders Kabeljau, Seelachs, Lachs, Viktoriabarsch

Fisch auf Gemüse

- Gemüse in feine Streifen oder kleine Stücke schneiden
- kurz in Butter andünsten
- mit Gewürzen und Kräutern abschmecken
- etwas Brühe und Sahne angießen
- Fischfilets würzen und auf das Gemüse legen
- Pfanne oder Topf schließen
- Fischfilet im Gemüsedampf garen

Dafür eignen sich:
alle Arten von Fischfilet wie Barsch, Lachs, Forelle, Kabeljau, Heilbutt

Adressen

Auswertungs- und Informationsdienst für Ernährung, Landwirtschaft und Forsten e.V. (aid)
aid-Vertrieb DVG
Birkenmaarstraße 8
53340 Meckenheim
Tel.: 0 22 25 / 92 61 46
Fax: 0 22 25 / 92 61 18
E-Mail: Bestellung@aid.de
www.aid.de
Infos, Rezepte, Spiele, Kassetten, Filme / kostenpflichtig

Bundeszentrale für gesundheitliche Aufklärung (BZgA)
Postfach 910152
51071 Köln
Tel.: 02 21 / 8 99 20
Fax: 02 21 / 8 99 22 57
www.bzga.de
Broschüren, Unterrichtsmaterialien / kostenfrei

Deutsche Arbeitsgemeinschaft für Jugendzahnpflege (DAJ)
Von-Sandt-Straße 9
53225 Bonn
Tel.: 02 28 / 69 46 77
Fax: 02 28 / 69 46 79

Deutsche Gesellschaft für Ernährung e. V. (DGE)
Godesberger Allee 18
53175 Bonn
Tel.: 0 69 / 9 76 80 30
Fax: 0 69 / 97 68 03 99
www.dge.de
Broschüren / kostenpflichtig

Österreichische Gesellschaft für Ernährung (ÖGE)
Zaunergasse 1–3
A-1037 Wien
Tel.: 00 43 / 1 / 7 14 71 93 oder 00 43 / 1 / 7 12 21 21-22
Fax: 00 43 / 1 / 7 18 61 46
www.oege.at

Schweizerische Vereinigung für Ernährung (SVE)
Effingerstraße 2
Postfach 8333
CH-3001 Bern
Tel.: 00 41 / 31 / 385 00 00
Fax: 00 41 / 31 / 385 00 05
www.sve.org

Infodienst Landwirtschaftsverwaltung Baden-Württemberg
www.landwirtschaft-mlr. baden-wuerttemberg.de
Service-Angebote

www.lifeline.de
Gesundheitsratgeber mit Themenvielfalt und Expertenrat

www.Kindergesundheit.de
Spezielle Infos zum Thema Kinderernährung und Übergewicht

Literatur

Bärenstarke Kinderkost
Broschüre, zu beziehen bei der Verbraucher-Zentrale Nordrhein-Westfalen e. V.
Adersstraße 78
40215 Düsseldorf
Tel.: 02 11 / 38 09-0, Fax 02 11 / 3 80 91 72
http://www.vz-nrw.de

Das übergewichtige Kind
B. Beil, Mosaik-Verlag, zu beziehen über den Buchhandel
Ein gut verständlicher Ratgeber mit allem drum und dran – von der Ursachenbeschreibung bis hin zum Ergreifen von Maßnahmen.

OptimiX Empfehlungen für die Ernährung von Kindern und Jugendlichen
Forschungsinstitut für Kinderernährung (Hrsg.), zu beziehen beim
FKE-Broschürenvertrieb
Baumschulenweg 1
59348 Lüdinghausen
Grundsätze der Optimierten Mischkost nach neuem OptimiX-Prinzip. Speiseplan zum Herausnehmen.

Das Frühstück-Zweimaleins
Anregungen und Rezepte für Frühstarter und Morgenmuffel.
Forschungsinstitut für Kinderernährung (Hrsg.), zu beziehen beim
FKE-Broschürenvertrieb
Baumschulenweg 1
59348 Lüdinghausen

Mahlzeit, Kinder!
Schürmann-Möck, zu beziehen bei der
Verbraucher-Zentrale Nordrhein-Westfalen e. V.
Mintropstraße 27
40215 Düsseldorf
Tel. 02 11 / 38 09-0, Fax 02 11 / 3 80 91 72
http://www.vz-nrw.de
Eine ganze Reihe Tipps für Mütter und Väter, die Beruf, Familie und gesunde Ernährung unter einen Hut bringen wollen. Außer-Haus-Essen ist ein zentrales Thema, Rezepte gibt es auch.

Fühlen wie's schmeckt
Sinnesschulung für Kinder
A. Meier-Ploeger, K. Stockmayer, M. Lange, zu beziehen über
food media
Frank Wörner
Telefon 06 61/9 62 55
oder info@foodmedia.de
Ein Handbuch mit vielen Spielvorschlägen zur Erfahrung der Lebensmittel mit allen Sinnen. Anregungen zu Projekten rund ums Essen und Trinken im Kindergarten.

Register

A

Ablehnung 31, 95 ff.
Abneigungen 18 f.
Allergien 49
Anreicherung mit Nährstoffen 8, 40 f., 44

B

Ballaststoffe 45, 71
Bettnässen 38
Blähendes 7, 47
Brot 43
Brotmahlzeit 67 ff.
Brotmaß 98
Buttermaß 98

D

Dicksein 84 f.
Dosengemüse 48
Durst 38

E

Eier 53, 56
einseitige Ernährung 9
Ernährungscheck 86 f.
Ernährungsfehler 9

Essen
   im Kindergarten 24, 81 ff.
   am Nachmittag 76 ff.
   am Vormittag 64 ff.
Ess-Erziehung 30 ff.
Essstörungen 21
Essverhalten ändern 84 ff.

F

Familienessen 6 ff., 91 f.
Fast Food 27
Fertiggerichte 6, 27
Fett 56 ff., 72
Fett-Maß 99
Fisch 54 f., 75 f., 97
Fleisch 53 f., 75
Frühstück 64 ff.
Frühstücksflocken 44

G

gemeinsame Mahlzeiten 6, 30
Gemüse 45 ff., 74 f., 96
Geschmack 89 f.
Getränke 83
Getreideprodukte 41
Gewicht beurteilen 11
Gewöhnung 28
Grundregeln der Ernährung 36

I

Innereien 54

J

Jodsalz 55

K

Karies 10, 58
Kartoffeln 44, 46 f., 73 f.
Käse-Maß 98
Kinder-Lebensmittel 14 ff., 88
Krankheiten 10 f.
Küchentätigkeiten für
 Kinder 79 ff.

L

Limo 40

M

Medienwelt 24 f.
Mikrowelle 63
Milch 49 ff., 96 f.
Milchfett-Regel 51
Milchprodukte 50 ff.
Mineralstoffe 45 f., 58 f.
Müsli 41 f., 65 f.
Müsliriegel 45

N

Nährstoffe 54, 56, 58 f.
Nährstoffbedarf 12 f.
Nudeln 44, 73

O

Obst 45 ff., 96
„Optimierte Mischkost" 12

R

Reis 44, 47, 73 f.
Rituale 33
Rohkost-Faustregel 47
Rohmilch 52

S

Saft 40, 49
Salat 47, 75
Salz 55
Sättigung 31
Schnellkochtopf 63
Schüsselmaß 98
sekundäre Pflanzenstoffe 46
Selbstständigkeit 31, 68
Spiele 89 f.
Süßes 18, 56 ff.
Süßigkeiten 82, 93 f.
Süßstoff 15, 40

111

T

Tee 39
Teller-Maß 99
Tiefkühlkost 48, 62 f.
Tischmanieren 32
Trinken 37 ff., 95 f.
Trotzphase 33 f.

U

Übergewicht 9 ff., 57, 65

V

Vitamine 45 f., 58 f.
Vollkorn-Faustregel 43

Vollkörniges 53
Vorbilder 9, 22 f., 31, 93
Vorlieben 18 ff.

W

warme Mahlzeit 70 ff.
Wasser 39
Wurst-Maß 98
Würzen 7

Z

Zubereitung 60
Zusatzstoffe 15
Zwischenmahlzeit 77